JN203163

社会・医療と薬学

社会・医療・患者・お金・科学との関わり方について考える

京都薬科大学客員教授

北 澤 京 子 著

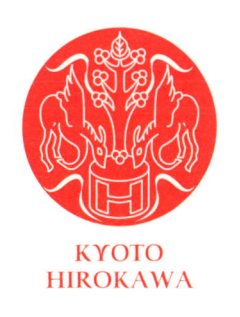

KYOTO
HIROKAWA

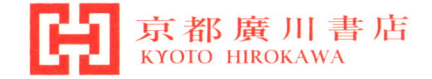

京都廣川書店
KYOTO HIROKAWA

ま え が き

　薬学部で学ぶ皆さんは，卒業後に自分がどんな職業に就くか考えたことがありますか．

　薬学部卒業生の就職先は，主に民間企業，病院，薬局・ドラッグストア，残りが公的機関，大学，大学院への進学などとなっています．就職先はさまざまですが，多くの卒業生が何らかの形で医療にかかわる職業に就いています．

　では，皆さんは，医療についてどんなことを知っていますか．医療の制度について，医療に携わるさまざまな専門職について，病気とその診断・治療法について，そして何より医療を必要としている患者について……．職業人として，薬剤師として医療に携わる前，すなわち薬学生の間に，医療について知っておいてほしいこと，学んでおくべきことがたくさんあります．

　本書では，そのごく一部を紹介しましたが，重視したのは次の3点です．

　1点目は，薬学，薬剤師にとどまらず，医療全体，さらに社会全体をなるべく広くとらえようと努めていることです．医療も社会活動の一部であり，社会の変化にともなって変化していきます．変えていくべき部分，変わってもいい部分，逆に変えてはいけない部分は何か，本書を通じて考えてもらいたいと思っています．

　2点目は，正解がない問題を意識的に取り上げていることです．高校までの勉強は，正解のある問題を与えられ，その答えにどれだけ早く確実にたどりつくかの訓練の要素が大きな特徴です．しかし，社会には正解がわからない問題のほうが多いですし，わからないにもかかわらず，何らかの行動をとらなければならない場合も少なからずあります．社会の中で生活していると，日々感じる，正解が（少なくともすぐには）わからないことに対する「もやもや感」をあえて味わってもらいたいと思います．

　そして3点目は，本書はあくまで情報源の1つ，という位置づけをしたことです．書かれている内容に関心を持ち，より深く知りたいと思ったら，巻末に挙げた参考文献を読む，先生や学生同士で議論するなど，いくらでも方法があります．本書をきっかけに，一人ひとりが自分なりの方法で，社会における医療の役割や方向性について，学びを深めていくことを期待します．

　本書の内容は，大きく3つに分かれます．1番目のテーマ（1〜4章）は医療にかかわる人，なかでも医療を受ける側の患者と，医療を提供する側の薬剤師についてです．患者と医療専門職の関係性や，医療専門職としての薬剤師の業務について考えます．

　2番目のテーマ（5〜7章）は日本の医療制度，医療政策のあり方です．医療は「生命の尊重と個人の尊厳の保持」（医療法第1条）に欠かせない重要な社会活動であり，薬剤師をはじめとする医療専門職の業務も法律で規制されています．規制のあり方について具体的な事例を基に考えます．

　そして3番目のテーマ（8〜10章）は，医療を受ける側，提供する側が共有すべき医療情報についてです．EBM（根拠に基づく医療）の基本的な考え方にも触れています．

　本書全体を通じて，現代の医療が直面する問題（しかも1つ1つが難しく悩ましい）を自覚し，それを打開する構想力を磨いてもらいたいと思います．

　本書の内容・構成は，京都薬科大学3年次科目「医療社会学」の講義内容がベースとなっています．講義に参加してくれた学生の皆さんからのさまざまなフィードバックが本書の成り立ちと構成に反映されています．

　また，本書をまとめるに当たり，さまざまな角度から後押しをしていただいた京都廣川書店廣川重男社長，来栖　隆チーフエディター，清野洋司氏，田中英知氏をはじめとする同社編集部の方々に心より感謝いたします．

　2017年3月

北　澤　京　子

目　次

6章　医療費・混合診療　*105*

7章　一般用医薬品・健康食品　*123*

8章　健康・医療情報　*139*

9章　EBM（evidence-based medicine）　　*155*

10章　臨床研究　　*179*

1章

超高齢社会

SCENE 1

薬学生のマリコが，友人のサユリと話しています．

マリコ　「昨日，うちのおじいちゃんに，ちょっとした事件があったのよ」

サユリ　「どんな事件？」

マリコ　「おじいちゃんが行きつけの喫茶店から家に帰ってこられなくなって，迷子になってしまったの．幸い，通りかかった近所の人が声をかけてくれて，家まで連れて帰ってくれたからよかったんだけど」

サユリ　「それはよかったわね．他にも何か変わったことはない？」

マリコ　「そう言われてみればあるわね．最近，家の中でよくものを探しているの．自分がどこにしまったのか，すぐ忘れちゃうみたい．ときどき，自分がしゃべったことも忘れるくらいだから」

サユリ　「それってもしかして……認知症？」

マリコ　「認知症？まさか」

サユリ　「お年寄りが増えているのはマリコも知ってるわよね．高齢者が増えるにつれて，認知症と診断される人も増え続けていて，2020年には300万人を超すという推計もあるのよ」

マリコ　「確かにこのところ，認知症に関するニュースをよく見聞きするわ．うちのおじいちゃんは糖尿病だから，もし認知症だったら，糖尿病のお薬をちゃんと飲めていないかもしれないわね」

サユリ　「薬剤師になった先輩も，認知症の早期発見や，認知症患者さんの服薬管理は，薬剤師の重要な仕事の1つだと言っていたわ」

1-1 超高齢社会，ニッポン

　日本人の平均寿命（その年に 0 歳で生まれた人の平均余命）は，男性 80.5 歳，女性 86.8 歳です（2014 年時点）．1950 年は男性 58.0 歳，女性 61.5 歳だったのですから，約 65 年間で 20 年以上長生きできるようになったわけです．2060 年には，男性 84.2 歳，女性 90.9 歳に達すると予測されています（図 1-1）．

　平均寿命が延びた理由としては，衛生環境の改善（上下水道の普及，衛生対策，居住環境の改善，栄養不良の解消），産業構造の変化（危険業務の減少，労働時間の短縮，所得の向上），医療サービスの普及（医療機関の増加，医療従事者の増加，医療技術の発達，公的医療保険の普及）などが考えられます．社会が豊かになるプロセスとおおむね一致して，平均寿命が延びているのです．

　一人ひとりが長生きするようになれば，高齢者が増えるのは当然です．2015 年10 月 1 日現在，日本の人口は 1 億 2,711 万人で，そのうち 65 歳以上の高齢者は3,392 万人（男性 1,466 万人，女性 1,926 万人）に上ります．高齢化率（65 歳以上

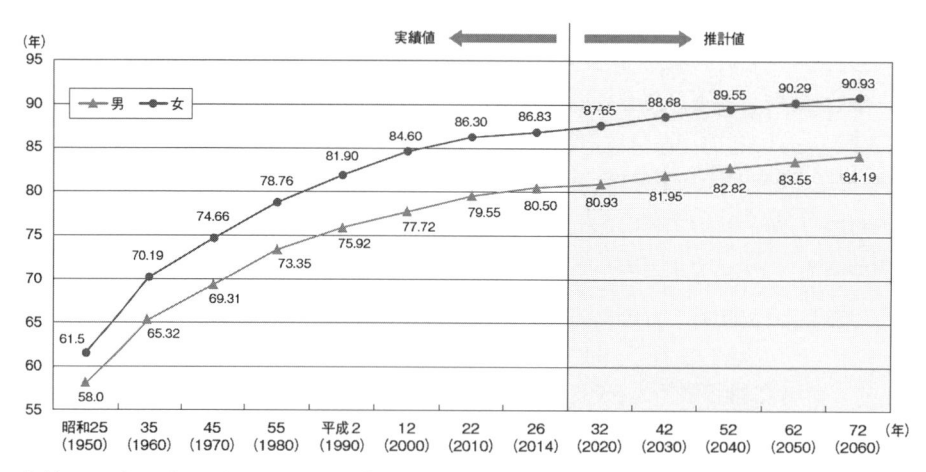

資料：1950 年及び 2014 年は厚生労働省「簡易生命表」，1960 年から 2010 年までは厚生労働省「完全生命表」，2020 年以降は，国立社会保障・人口問題研究所「日本の将来推計人口（平成 24 年 1 月推計）」の出生中位・死亡中位仮定による推計結果
（注）1970 年以前は沖縄県を除く値である．0 歳の平均余命が「平均寿命」である．

図 1-1　日本人の平均寿命の推移
（平成 28 年版高齢社会白書）

の人口が総人口に占める割合）は 26.7％と，過去最高を更新しました．今後，高齢化率はさらに高まると予測されており，2025 年には 30％を突破する勢いです．2060 年には，約 2.5 人に 1 人が 65 歳以上，約 4 人に 1 人が 75 歳以上になると推計されています（図 1-2）．高齢化率の上昇は先進諸国に共通していますが，なかでも日本は高齢化のトップを走っています（図 1-3）．

　高齢者が多い社会を，高齢化率によって 3 段階（7〜14％：高齢化社会，14〜21％：高齢社会，21％〜：超高齢社会）に分類すると，日本は 1970 年ごろから高齢化社会を迎え，1990 年代半ばに高齢社会，さらに 2000 年代半ばには超高齢社会に入ったことになります．

　ただし，いまの 65 歳は活動的で見た目も若々しく，従来の高齢者のイメージ

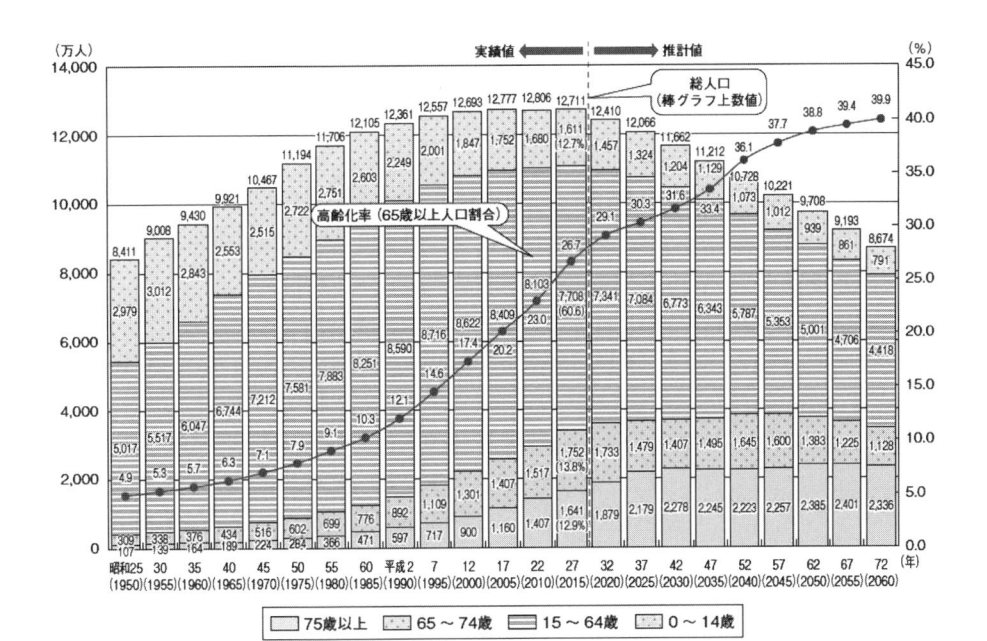

資料：2010 年までは総務省「国勢調査」，2015 年は総務省「人口推計（平成 27 年国勢調査人口速報集計による人口を基準とした平成 27 年 10 月 1 日現在確定値）」，2020 年以降は国立社会保障・人口問題研究所「日本の将来推計人口（平成 24 年 1 月推計）」の出生中位・死亡中位仮定による推計結果
（注）1950 年〜2010 年の総数は年齢不詳を含む．高齢化率の算出には分母から年齢不詳を除いている．

図 1-2　日本の高齢化率の推移と将来推計
（平成 28 年版高齢社会白書）

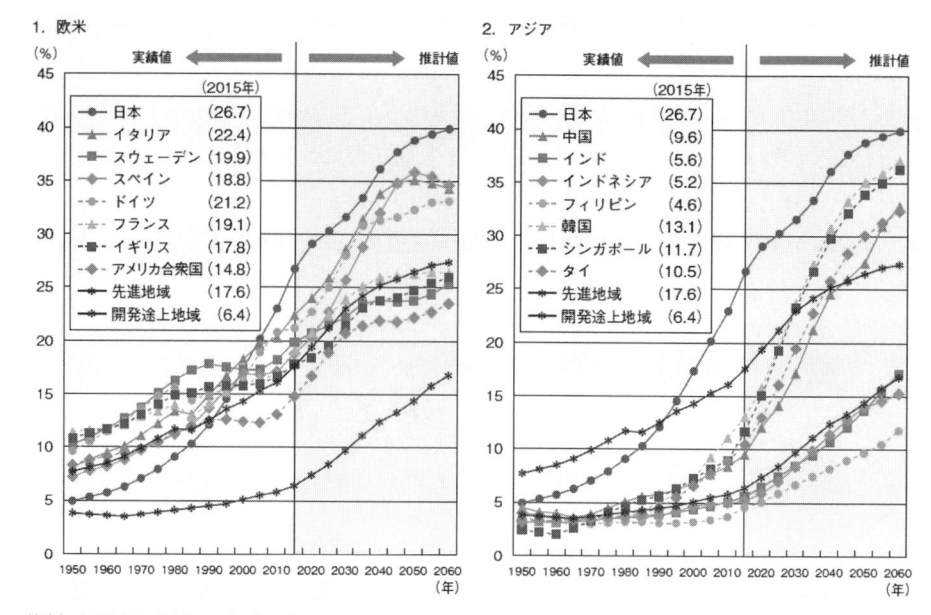

資料：UN, World Population Prospects: The 2015 Revision
　　　ただし日本は，2010 年までは総務省「国勢調査」，2015 年は「人口推計（平成 27 年国勢調査人口速
　　　報集計による人口を基準とした平成 27 年 10 月 1 日現在確定値）」及び，2020 年以降は国立社会保
　　　障・人口問題研究所「日本の将来推計人口（平成 24 年 1 月推計）」の出生中位・死亡中位仮定による
　　　推計結果による.
（注）先進地域とは，北部アメリカ，日本，ヨーロッパ，オーストラリア及びニュージーランドからなる地
　　　域をいう.
　　　開発途上地域とは，アフリカ，アジア（日本を除く），中南米，メラネシア，ミクロネシア及びポリ
　　　ネシアからなる地域をいう.

図 1-3　世界の高齢化率の推移
（平成 28 年版高齢社会白書）

（仕事を引退して悠々自適の老後を過ごすおじいちゃん，おばあちゃん）とはずい
ぶん異なっていることも確かです．自民党の小泉進次郎議員ら「2020 年以降の経
済財政構想小委員会」は 2016 年 4 月に，「『65 歳からは高齢者』なんてもうやめよ
う」と，現役世代の定義そのものを改め，高齢者に偏った社会保障を見直すことを
提案しました．今後，年金支給開始年齢を，現在の 65 歳からさらに上げることが
検討される可能性もあるでしょう．ちなみに欧米先進諸国の年金支給開始年齢は，
米国 67 歳，英国 68 歳，オーストラリアは 70 歳です．

column　健康転換

　人口構成の変化に伴い，保健・医療における課題が変化していくことを，健康転換（health transition）と呼びます．

　日本における健康転換の第1ステージは，戦後すぐから1960年代に至る時期です．結核などの感染症が激減し，高血圧や糖尿病といった生活習慣病（昔は成人病と呼ばれていた）が中心となりました．この時期は，高度な診断・治療技術が次々に開発され，急性期医療の機能が充実しました．いわば「治す」医療です．

　20世紀末以降，健康転換は第2ステージに移っています．急性期医療を必要とする人が減るわけではありませんが，それ以上に，高齢者がかかりやすい慢性疾患や介護，リハビリを必要とする人が急増しています．以前の健康な身体に「治る」病気ではなく，「治らない」「徐々に悪化する」病気への対応が必要になっています．

　病気が治って元の生活に戻れるのであれば，一定期間，つらい治療を受けることにも耐えられるでしょう．ですが，治療をしても完全に元には戻らない病気，悪化のスピードを遅くすることはできるかもしれないけれど，最終的には悪化，そしてその先の死が避けられない病気に対しては，いかに病気と共存しつつ苦痛なく生きていくか，言い換えれば生活の質（QOL）が重要になってきます．

column　健康寿命

　人口の高齢化が進むにつれ，単に長く生きることではなく，「健康で長生きすること」が目標とされるようになってきました．そこで注目されるのが「健康寿命」という指標です．

　健康寿命とは「健康上の問題で日常生活が制限されることなく生活できる期間」（平成26年版厚生労働白書）と定義されています．その定義上，「健康寿命」は「平均寿命」より常に短く，その差は，「健康上の問題で日常生活が制限されている状態で生きている期間」といえます．たとえば，身体が不自由になり，食事，移動，入浴などで介助が必要であれば「日常生活が制限されている」状態といえるでしょう．

　日本人は，健康寿命と平均寿命の差が，男性は9.1年，女性は12.7年（2010年）に及びます．国の「健康日本21（第二次）」では，「平均寿命の増加分を上回る健康寿命の増加」，言い換えれば「平均寿命と健康寿命との差を縮める」ことが目標の1つになっています．

1-2 少子化対策

　高齢化率が上昇しているということは，高齢者が増えていると同時に，若年者が増えていない，むしろ減っていることを意味します．先ほどの図 1-2 をもう一度眺めてみましょう．日本の総人口は，戦後一貫して増加してきましたが，2010 年にピーク（1 億 2,806 万人）に達した以後は減少に転じています．人口減少社会が既に始まっているのです．

　このことは，人口ピラミッドからも明らかです．人口ピラミッドとは，年齢を縦軸，男女別の人口を横軸として，ある集団（国）のある時点における年齢別の人口構成割合を視覚的に示したものです．日本の人口ピラミッドは，戦後すぐのころは，年少者（15 歳未満）が多く高齢者（65 歳以上）が少ない，三角形の「富士山型」でした．戦後，徐々に中高年が増えて，世代間に極端な差のない「釣鐘型」になり，さらに現在は，富士山型のほぼ逆の，高齢者の方が年少者より多い「つぼ型」になる途上にあります（図 1-4）．国立社会保障・人口問題研究所のウェブサイト（http://www.ipss.go.jp/）では，人口ピラミッドの形の変化を動画で見ることができます．

　戦後のベビーブームに生まれた団塊の世代（1947〜1949 年生まれ）と，その子ども世代に当たる団塊ジュニア世代（1971〜1974 年生まれ）に注目してみましょう．1950 年ころにはまだ幼児だった団塊の世代は，2000 年ごろに 50 代の働き盛りとなり，彼らの子どもである団塊ジュニア世代が社会に出始めます．2015 年には，団塊の世代の多くは第一線から退き，2025 年には後期高齢者（75 歳以上）となります．さらに，2050 年ころになると，団塊の世代はそのほとんどが亡くなり，団塊ジュニア世代が後期高齢者に達します．

　次に，将来の日本の人口を，いくつかのシナリオで予測してみましょう．予測する上で重要なのは合計特殊出生率（その年次の 15〜49 歳の女性の年齢別出生率を合計したもので，1 人の女性が生涯の間に生む子どもの数に相当する．以下は出生率と略）です．

　国立社会保障・人口問題研究所が公表した「日本の将来推計人口」（2012 年 1 月推計）における中位推計（出生率が 1.35 で推移）の場合，2060 年時点で人口が約 8,700 万に減り，2100 年時点では 5,000 万人を下回ります．一方，出生率がフランス並みに徐々に増え，2030 年時点で 2.07 に到達すると仮定した場合（出生率回復

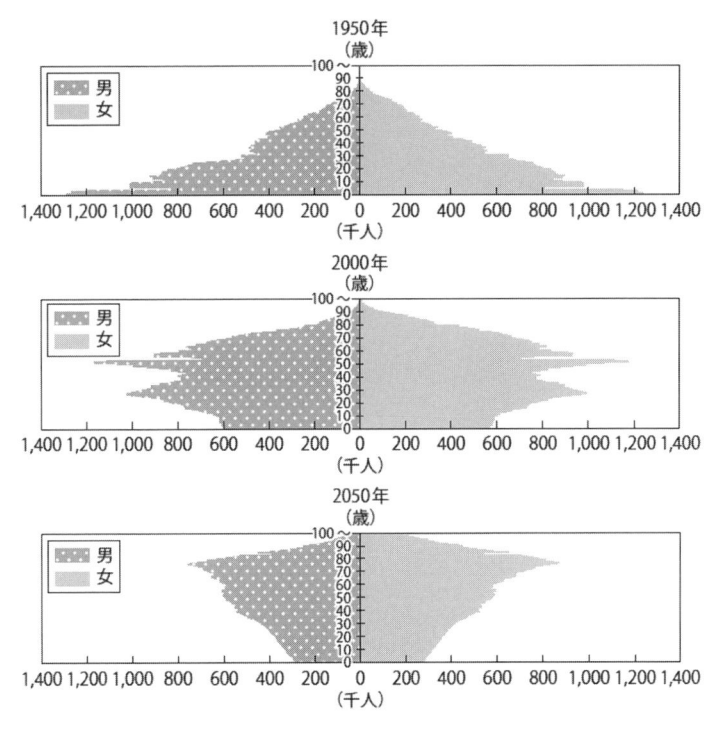

資料）1950 年，2000 年：総務省統計局「国勢調査」の実績値
　　　2050 年：国立社会保障・人口問題研究所「日本の将来推計人口（平成 24 年 1 月推計）」の中位推計より国土交通省作成

図 1-4　人口ピラミッドの推移
（平成 27 年版国土交通白書）

ケース），人口が増えはしないものの，減り方が緩やかになり，総人口は 2060 年時点で約 9,900 万人を維持できるとされています（図 1-5）.

　このように考えると，将来の日本の社会を考える上では，出生率を高めることが非常に重要であることがわかります．安倍晋三首相は 2015 年 9 月 24 日の記者会見で「1 億総活躍社会」を目指すと表明した折，「希望出生率 1.8」という目標を明らかにしました．これは，現状に比べると，かなり高い目標といえます．数値を公言して，それに向けての政策を加速させる必要があると国が判断している，それくらい切迫した問題なのです.

　ですが，結婚するかどうか，子どもを持つかどうかは，結局のところ個人の選択

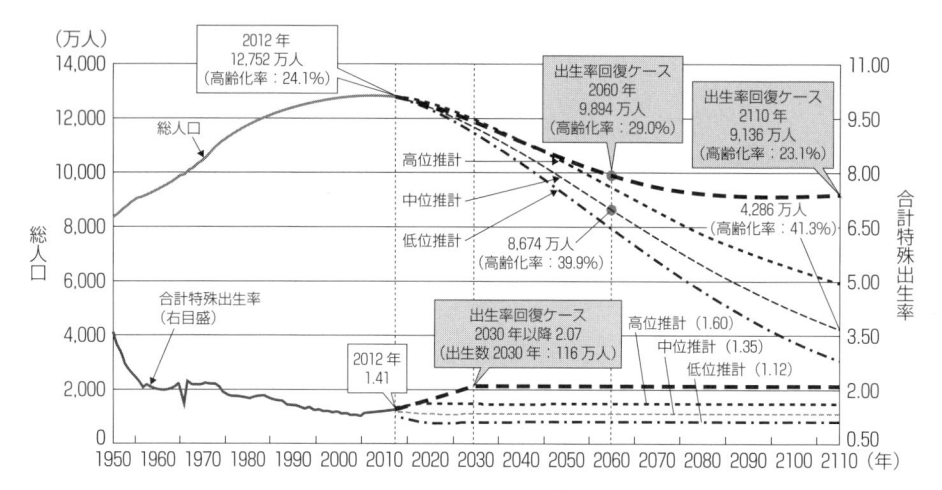

(備考) 1. 1950 年から 2012 年までの実績は，総務省「国勢調査報告」「人口推計年報」，厚生労働省「人口
動態統計」をもとに作成.
2. 高位推計・中位推計・低位推計は，国立社会保障・人口問題研究所「日本の将来推計人口（平成
24 年 1 月推計）」をもとに作成.
3. 出生率回復ケースは，2012 年の男女年齢別人口を基準人口とし，2030 年に合計特殊出生率 2.07
まで上昇し，それ以降同水準が維持されるなどの仮定をおいて推計.

図 1-5 2110 年までの人口の将来推計
（内閣府，人口動態について（中長期，マクロ的観点からの分析③）より一部改変）

の問題です．出生率を高くしたくても，国が強制的に女性に子どもを産ませること
はできません．国ができることは，若い世代が結婚して子どもを産み育てる環境を
できる限り整えていくことくらいです．

　その一環として厚生労働省は，出産を希望する人が不妊治療を受けやすくした
り，妊娠・出産を理由にした労働者の差別的扱い（解雇や降格など）は違法である
ことを啓発したり（STOP！マタハラ）しています．ただし，派遣社員の半数近く
がマタハラを受けた経験があるという調査結果もあり，現実はそう甘くはありませ
ん．保育所の整備も急務ですが，「保育所落ちた日本死ね！」という匿名のブログ
（2016 年 2 月 15 日付）が国会で取り上げられるなど，保育所に入れたくても入れ
ない，いわゆる待機児童の問題はまだまだ解消されていません．

　実際，出生数は第 1 次ベビーブーム（＝団塊世代）で最も多く（1949 年は約 270
万人），その後は一時減りましたが，第 2 次ベビーブーム（＝団塊ジュニア世代）
で再び増加しました（1973 年は約 209 万人）．ですが，その後は一貫して減少し，

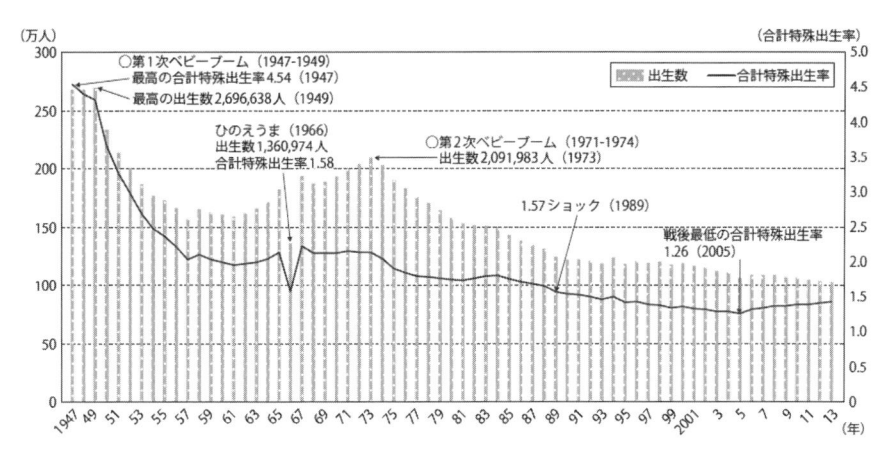

図1-6　出生数および合計特殊出生率の推移
（平成 27 年版国土交通白書）

現在では約 100 万人程度にとどまっています（図 1-6）. 2013 年の出生数は約 103 万人で，第 1 次ベビーブームの約 2.6 分の 1，第 2 次ベビーブームの約 2 分の 1 にまで減少しました.

　団塊ジュニア世代も既に 40 歳代になっており，ほぼ出産を終えています. 今後は，出産可能な年齢の女性の数が減る一方です. そのため，出生率が多少改善したとしても，出生数はいっそう減っていくことは避けられません.

　そのような状況の中で，人口減少に歯止めをかけるためには，外国から若者を移民として受け入れる（そして日本で子どもを産んでもらう）という方策があるのかもしれません. 外国の若者が日本の大学に留学し，そのまま日本国内で就職して結婚，出産に至れば，日本に定住する人も出てくるでしょう. ですが，どれだけ多くの外国の若者が日本に魅力を感じて来てくれるかはわかりません. また，EU 諸国で外国からの移民に対する風当たりが強くなっているように，言葉や習慣，文化の違いが新たな軋轢を生む可能性もあり，一筋縄ではいきません.

column 国会議員の育児休暇 ── 問題提起はできたけれど…

2015年末，自民党の宮崎謙介衆院議員（京都3区，当時）は，同じく国会議員である妻の出産後に自ら育児にかかわるため，育児休暇を取る意向であることを明らかにしました．国会議員の出産に関しては，衆議院規則(185条)に「議員が出産のため議院に出席できないときは，日数を定めて，あらかじめ議長に欠席届を提出することができる」との規定があり，参議院にも同様の規定があります．このルールを用いて出産した女性議員はいますが，育児休業に関する規定はなく，男性議員が育児休暇を取得した前例はありませんでした．そこに風穴をあけようとしたわけです．

育児は男女（子どもにとっての父と母）が協力して行うものですので，父親が参加するのは当然です．厚生労働省も父親の育児参加を促進するため「イクメン」キャンペーンを行っています．国会議員が育児休暇を取れば，男性の育児休暇取得率が上がるきっかけになるかもしれないと期待する人もいました．

一方で，国会議員はふつうの民間人とは異なり，国を代表して立法を行う重責を担っていますので，育児休暇中に国会での審議や採決に参加できないことに対する懸念の声も聞かれました．また，国会議員は経済的にも余裕があるのだから，育児は（お金を払って）他人に任せ，自らは国会議員としての職務に専念すべきだという意見もありました．

ところがその後，宮崎議員は，自身の不倫問題が明るみに出たために，2016年2月に議員を辞職してしまいました．そのため男性議員の育児休暇取得に関しても，残念なことに尻すぼみになってしまいました．

column マタニティーマークとイクメンプロジェクト

厚生労働省が推進している母子保健分野のキャンペーン活動「健やか親子21」で，「妊娠・出産に関する安全性と快適さの確保」が課題として挙げられたことを受けて，2006年に「マタニティーマーク」（図1-7（左））がつくられました．マタニティーマークは，外見からは妊婦であることがわかりにくい妊娠初期に身に付けることにより，周囲の人が配慮をしやすくする（電車で席を譲る，近くでたばこを吸わない，など）のがねらいです．

ところが，肝心の妊婦の間で，マタニティーマークを付けるかどうかが悩みの種になっています．インターネット上に「自分が妊娠していることを自慢しているように見られたくない」「妊婦が出歩くことを快く思わない人から嫌がらせを受けるのでは」「付けていても実際に席を譲ってもらえない」などと書き込まれているのを読んだ妊婦が，マタニティーマークを付けるのを躊躇してしまうというのです．このようなことで悩まなければならないということ自体，妊婦が生活しやすい環境の実現にはほど遠いと言わざるを得ません．

　内閣府が2014年度に全国の20歳以上の男女（有効回答数1,868人）を対象に調査したところ，マークを「知っていた」と答えた人は全体の53.6%にとどまっており，男女別では女性の63.8%が「知っていた」のに対し，男性では41.4%にとどまっていました．

　女性向けの対策だけではありません．子育ては両親が協力して行うのが当然ですが，これまでは，母親に任せっきりの父親が少なくありませんでした．そこで厚労省は，男性の子育てへの参加や育児休業の取得を促進するため，2010年に「イクメン・プロジェクト」を立ち上げました（図1-7（右））．企業を対象に，社員のワーク・ライフ・バランスを推進する活動を行ったり，各地域で「イクメン」を募集したりしています．

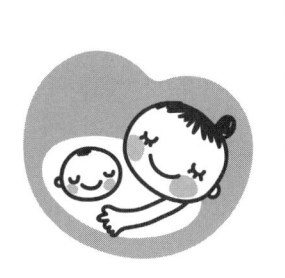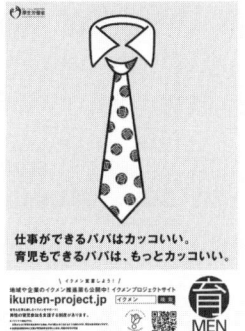

　厚労省が後援する「イクメンオブザイヤー」は，10月19日（トウサンイクジ）の「イクメンの日」に育児に積極的に関わる著名人を表彰するイベントで，2016年のイクメンスポーツ部門には，リオ五輪で活躍した卓球個人銅・団体銀メダリストの水谷隼氏，同じく柔道監督の井上康生氏が選ばれました．

図1-7　マタニティーマーク（左）とイクメン・プロジェクトのポスター（右）
（厚生労働省）

1-3　超高齢社会と医療

　高齢者が増えると，医療にはどのような影響があるのでしょうか．

　一般に，高齢者は若年者に比べて病気にかかりやすく，複数の疾患にかかっていることも多いので，高齢者が増えれば，病院や診療所を受診する患者全体に占める高齢者の割合も増えます．平成23年患者調査によると，推計患者数は外来約726万人，入院約134万人に上り，特に入院患者では，75歳以上の高齢患者が半数に達しようとしています（図1-8）．

　患者の高齢化に伴い，高齢者に多い病気，高齢者で重症化しやすい病気への対応が，ますます必要になっています．従来の3大死因（がん，心臓病，脳卒中）に加えて，肺炎や老衰による死亡も増えています．特にがんに関しては，今や男女とも

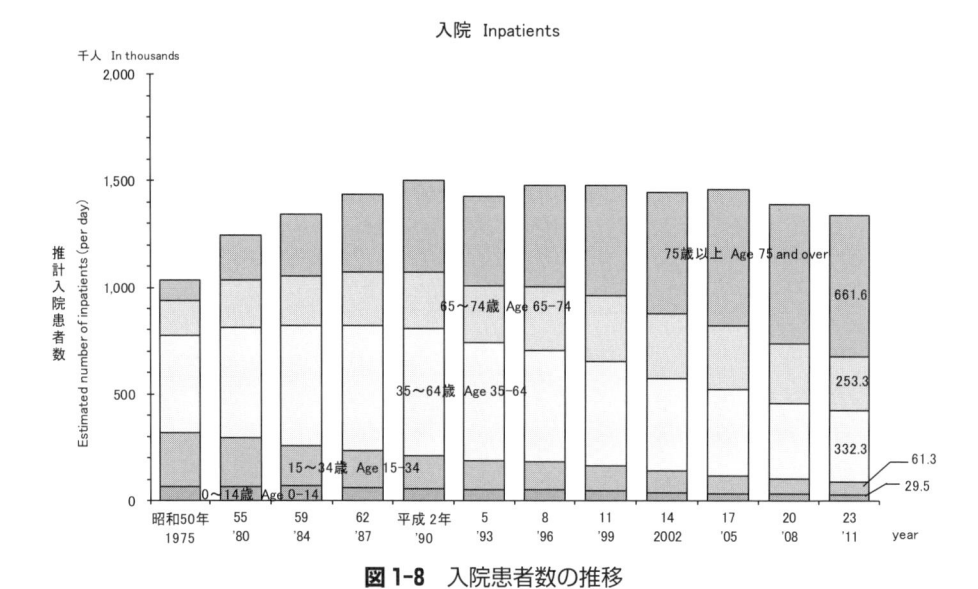

図 1-8　入院患者数の推移
（厚生労働省，平成 25 年我が国の保健統計）

に「2 人に 1 人」ががんになり，男性は「4 人に 1 人」，女性は「6 人に 1 人」ががんで死亡する時代です.

　日本老年医学会の作成した「高齢者に対する適切な医療提供の指針」は，高齢者に医療を提供する際に重要なこととして，以下の 7 点を挙げています.

① 高齢者の多病と多様性

　・高齢者の病態と生活機能，生活環境をすべて把握する.

② QOL 維持・向上を目指したケア

　・生活機能の保持，症状緩和などにより QOL の維持・向上を目指す.

③ 生活の場に即した医療提供

　・患者の QOL 維持に生活の場の問題は重要であり，適切な医療提供の場を選択する.

　・医療提供の場を変更する際に生じる問題を理解し，予防に努める.

④ 高齢者に対する薬物療法の基本的な考え方

　・有害事象や服薬管理，優先順位に配慮した薬物療法を理解し，実践する.

⑤ 患者の意思決定を支援

1）薬物有害事象の頻度

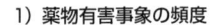

2）転倒の発生頻度

＊＝有意差あり

図1-9　多剤併用（ポリファーマシー）と薬物有害事象および転倒との関連

1）Kojima T., *et al.* (2012) *Geriatr Gerontol Int.*, Vol.12(4), p761-762
2）Kojima T., *et al.* (2012) *Geriatr Gerontol Int.*, Vol.12(3), p425-430

　・意思決定支援の重要性を理解し，医療提供の方針に関して合意形成に努める．
⑥ 家族などの介護者もケアの対象に
　・家族をはじめとした介護者の負担を理解し，早期に適切な介入を行う．
⑦ 患者本人の視点に立ったチーム医療
　・患者もチームの一員であることを理解し，患者本人の視点に立った多職種協働
　　によるチーム医療を行う．

　同学会はまた，「高齢者の安全な薬物療法ガイドライン2015」を公表し，高齢者
の多剤併用（ポリファーマシー）の問題を指摘しました．高齢の入院患者を対象に
薬剤数と有害事象の関連を調べたところ，6種類以上で有害事象のリスクが増加し
ていました．また，高齢の外来患者を対象に，薬剤数と転倒の関連を調べたとこ
ろ，5種類以上で転倒の発生率が高いという結果でした（図1-9）．同ガイドライン
ではこれらの結果から，高齢者に薬を処方する場合は，優先順位を付けた上で，で
きる限り多剤併用を回避するよう心がけることが大切であるとしています．

1-4 認知症対策

　認知症は，記憶や思考などの能力が低下していく障害です．認知症にはいくつかの種類があり，最も多いのがアルツハイマー型認知症で，次いで多いのが脳梗塞や脳出血などの脳血管障害による血管性認知症です（表1-1）．

　高齢者が増えると，認知症の患者も増えます．65歳以上70歳未満の人の認知症の有病率は1.5%，85歳ではそれが27%にもなるとされています．日本における65歳以上の認知症患者は既に240万を超えているという推計もあり，さらには団塊世代が65歳以上になる2015年には250万人，2020年には300万人を超すとされています．

　厚労省は，認知症の人の意思が尊重され，できる限り住み慣れた地域の，よい環境で，自分らしく暮らし続けることができる社会の実現を目指して，2015年1月に「認知症施策推進総合戦略～認知症高齢者等にやさしい地域づくりに向けて～（新オレンジプラン）」を策定しました．医療・介護などの連携による認知症の人への支援体制の構築，認知症の予防・治療のための研究開発の推進，認知症高齢者等にやさしい地域づくり──が政策目標として掲げられています（図1-10）．具体的には，認知症サポーター（認知症に関する正しい知識を持ち，地域や社会で認知症の人やその家族にできる範囲で手助けをできる人）を，2017年度末に800万人まで増やすことが計画されています．

　認知症はこれまで主として，介護する側から語られてくることが多かったのですが，最近では，認知症の人自身が発言する機会が増えてきています．認知症の患者会としては「認知症の人と家族の会」が古くから活動していますが，2014年に認知症当事者の団体である「日本認知症ワーキンググループ」が誕生し，2016年2月に厚生労働省の局長に対して「認知症の本人からの提案」を提出しました（表1-2）．認知症といっても，何もかもを忘れてしまうわけではなく，自分で考え，発言することができます．認知症当事者の希望が，認知症対策に反映されていくことが望まれます．

　一方で，加齢に伴う心身の低下をできる限り遅らせる「アンチエイジング（抗加齢）」に対する関心も高まっています．日本抗加齢医学会ではアンチエイジングを，「加齢という生物学的プロセスに介入を行い，加齢に伴う動脈硬化や，がんのような加齢関連疾患の発症確率を下げ，健康長寿をめざす医学」と定義しています．

表1-1　認知症の種類

アルツハイマー型認知症	最も多いパターン．記憶障害（もの忘れ）から始まる場合が多く，他の主な症状としては，段取りが立てられない，気候に合った服が選べない，薬の管理ができないなど．
脳血管性認知症	脳梗塞や脳出血，脳動脈硬化などによって，一部の神経細胞に栄養や酸素が行き渡らなくなり，神経細胞が死んだり神経のネットワークが壊れたりする．記憶障害や言語障害などが現れやすく，アルツハイマー型と比べて早いうちから歩行障害も出やすい．
レビー小体型認知症	幻視や筋肉のこわばり（パーキンソン症状）などを伴う．
前頭側頭型認知症	会話中に突然立ち去る，万引きをする，同じ行為を繰り返すなど性格変化と社交性の欠如が現れやすい．

（政府広報オンライン）

I　医療・介護等の連携による認知症の方への支援

(1)できる限り**早い段階**からの支援	・医療・介護専門職による認知症初期集中支援チームを、2018(H30)年度までにすべての市町村に配置。(消費税増収分を活用) ・認知症の方の声に応え、2015(H27)年度から初期段階認知症のニーズ調査を実施。
(2)医療・介護従事者の**対応力向上**	・かかりつけ医向けの認知症対応力向上研修を、2017(H29)年度末までに6万人に実施。　　等
(3)地域における医療・介護等の**連携**	・連携のコーディネーター(認知症地域支援推進員)を、2018(H30)年度までにすべての市町村に配置。(消費税増収分を活用)

II　認知症の予防・治療のための研究開発

(4)効果的な**予防法**の確立	・2020(H32)年頃までに、全国1万人規模の追跡調査を実施。認知症のリスクを高める因子(糖尿病等)やリスクを軽減させる因子(運動等)を明らかにし、効果的な予防法の確立を目指す。
(5)認知症の**治療法**	・各省連携の「脳とこころの健康大国実現プロジェクト」に基づき、2020(H32)年頃までに、日本発の認知症根本治療薬の治験開始を目指す。

III　認知症高齢者等にやさしい地域づくり

(6)**認知症サポーター**の養成	・正しい知識と理解を持って認知症の方・家族を支援する認知症サポーターを、2017(H29)年度末までに800万人養成。
(7)認知症の方の**安全対策**	・徘徊等に対応できる見守りネットワークの構築、詐欺など消費者被害の防止等を、省庁横断的に推進。

図1-10　新オレンジプラン

（厚生労働省，認知症施策推進総合戦略（新オレンジプラン）で推進する主なポイント）

表1-2 認知症の本人からの提案（一部抜粋）

1. 本人同士が集まり，支え合いながら前向きに生きていくための拠点となる場を，すべての市区町村で一緒に作っていきましょう．
2. 私たちが外出することを過剰に危険視して監視や制止をしないで下さい．
3. 本人自身が安心・納得できる診断と治療が受けられ，診断直後に「今後の自分の暮らし」について親身になって相談にのってくれる人に私たちは出会いたいです．
4. 「制度やサービスがない」でおしまいにしたり，たらいまわしにせず，どうしたらよりよく暮らせるかを，まずは一緒に考えて下さい．
5. すべての自治体の認知症の施策や取組みを企画する過程で，私たちの声や力を活かして下さい．

（日本認知症ワーキンググループ）

　実際，今の高齢者は，昔の高齢者に比べると，栄養状態もよく活動的で若々しい人が少なくありません．80歳でエベレスト登頂に成功した登山家の三浦雄一郎さん，84歳で映画「ゆずり葉の頃」に主演した女優の八千草薫さんなど，高齢者の活躍ぶりがメディアにもたびたび登場します．なんとかしてあやかりたいと願う人も多いでしょう．

column　医療は進みすぎ？

　以下の文章は，久坂部羊（くさかべ　よう）さんの『日本人の死に時 そんなに長生きしたいですか』（幻冬舎新書，2007）の前書きより一部を抜粋したものです．久坂部さんは，医師であり，同時に『廃用身』『破裂』『無痛』といった小説で知られる作家です．超高齢社会において，医療サービスが何をめざすべきか，問題を提起しています．

　今，私たちがやっている老人医療は，病気を治すための医療ではありません．
　診療の対象は，老化による麻痺や機能低下，認知症（老人性痴呆），腰痛や耳鳴り，さらには末期がんなどです．これらははっきり言って，今までの医療からは見捨てられてきたものです．治らない状態の人を，医学的にどう支えていくか．それが我々の目指す老人医療です．
　重視するのは，治癒ではなく，本人のQOL（生活の質）です．入院したくない，つらい検査は受けたくない，痛みを取ってほしい，薬をのみたい，あるいはのみたくない，そういう個々の希望やわがままを，実現可能な範囲で，最大限にかなえることが目的です．そして，いずれは訪れる最期を，どうすれば望ましい形で迎

えられるかまで視野に入れています.

　これまでの医療は，命を延ばすことを目的としてきました. おかげで日本人の平均寿命は男女とも世界のトップレベルを維持しています. 人生八十年の時代といわれ，実際，スーパー老人とも呼ぶべき元気な人も増えてきました.

　しかし，その一方で，寝たきりや認知症の老人は増え，その数は合わせて四百万人に迫る勢いです.

　医療はその役割を果たすのに，十分に広い視野を持っていたでしょうか. とにかく命を延ばせばいいという方針の裏で，言葉は悪いのですが，「中途半端に助かってしまう人」を創り出してきたのではないでしょうか. その結果が，今の介護危機ともいえる状況です.

　誤解のないように申し添えますが，私は何も老人に「早く死んだほうがいい」と言っているのではありません. 話はそんなに単純なことではない.

　人々が若くして死んでいた時代には，医学の進歩が必要だったでしょう. しかし，今，医学は大いに発展して，寿命を超えるほど人を生かすようになりました. 人間の身体は自然ですから，機械のようにどこまでも性能をアップするわけにはいきません. ほどよいところがあるはずです.

　その発想からいけば，現代の医療はすでにやや進みすぎです. 進めるばかりでなく，別の方向を探ったり，ときには一部を棄てることもまた，人間の知恵ではないでしょうか.

　　　　　（久坂部羊（2007）日本人の死に時 そんなに長生きしたいですか，幻冬舎新書より抜粋）

1-5　地域包括ケアシステム

　今後，人口の高齢化がさらに進んでも社会保障（年金・医療・介護・子育て）が破綻することのないよう，国は「社会保障と税の一体改革」を進めています. 社会保障を充実させるための財源として重視されているのが消費税です.

　消費税は 2014 年 4 月に 8％，2015 年 10 月に 10％になる予定でしたが，安倍晋三首相は 2014 年 11 月に，10％への引き上げを 1 年半延期し，2017 年 4 月に行うことにしました. その後，2016 年 6 月 1 日の記者会見で，10％への引き上げをさらに 2 年半延期し，2019 年 10 月に行うことにしました. 消費税を上げると経済全般に影響が大きく，景気回復の流れを妨げるおそれがあるからというのが延期の理由ですが，こうした度重なる延期により，社会保障のための財源が本当に確保できるのか心配する声も出ています.

　社会保障制度改革国民会議の報告書（2013 年）には，2025 年に向けて，医療・

介護をはじめ，子育てや年金も含めて，社会保障全体の方向性が示されています．柱の1つが「住み慣れた地域で人生の最後まで自分らしく暮らせるようなまちづくり」です．報告書を受けて，政府は2025年までに，地域包括ケアシステムを構築することを目指しています（図1-11）．

　地域包括ケアシステムとは，妊娠・出産・子育て，ワーク・ライフ・バランス，健康づくり，医療，住宅，生活環境など，自分の住んでいる地域で必要なサービスが包括的に受けられる体制づくりです．今後，地域包括ケアシステムを実現するために，さまざまな施策が実行に移されていくはずです．医療や介護も，施設（病院）中心から地域（患者の自宅）中心へとシフトしていかざるを得ません．

　薬剤師を含む医療専門職の業務範囲も，必要に応じて見直されていくはずです．薬剤師は調剤室の中だけで仕事をするのではなく，病院や薬局，さらには患者の自宅に出向いて，直接的に患者と接する仕事が増えていくでしょう（4章も参照）．

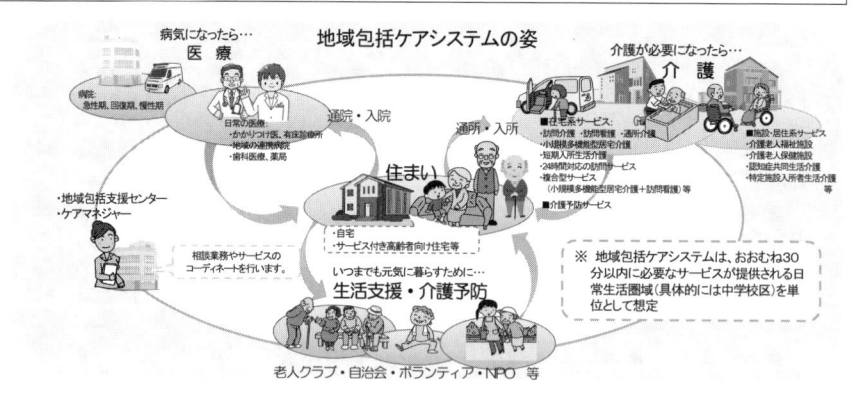

図 1-11　地域包括ケアシステム
（厚生労働省，社会保障制度改革の全体像）

column　基本的な疫学指標

　病気の全体像を知る際に必要な，基本的な疫学指標についてまとめておきます．

罹患率（incidence rate）：ある集団内で，一定の期間（1 年など）内に，特定の病気になった（＝病気が発生した）率のこと．罹患率は，病気が発生するスピードと考えることができます．

　罹患率を計算する際，分子は病気の発生数，分母は対象集団の各人の観察期間の合計です．例えば，人口 10 万人の集団を 10 年間観察したとして，その間に 3,000 人が病気になった場合，分子は 3,000 人，分母は 10 万人×10 年＝100 万人年となりますので，罹患率は，3,000 人÷100 万人年＝「0.003/ 年」です．罹患率は「××人年当たり」で表されることもよくあり，その場合，「10 万人年当たり 300 人」となります．

　本来，罹患率を計算する場合の分母となる観察人年は，集団中でその病気になる可能性のある人口（population at risk）に限られます．例えば，脳卒中の罹患率を計算する場合，脳卒中になった人はその時点以後は観察から外れることになります．ただ，現実問題として，そのような決め細かな対応が難しいために，集団全員を分母とすることもあります（死亡率，出生率を参照）．

累積罹患（cumulative incidence）：ある集団内で，一定の期間内に，特定の病気になった人の割合．病気が発生する状況を知るには罹患率の方がすぐれている（情報量が多い）のですが，種々の事情で罹患率が求められない場合，次善の策として累積罹患が用いられます．

　先ほどと同じ例で，人口 10 万人の集団を 10 年間観察し，その間に 3,000 人が病気になった場合，累積罹患は，3,000 人÷10 万人＝「0.03＝3%」です．割合ですから単位はありません．

有病率（prevalence）：ある集団内で，ある時点において，特定の病気をもっている人の割合．例えば，人口 10 万人の集団で，「高血圧」の人が 1,000 人いた場合，高血圧の有病率は，1,000 人÷10 万人＝「0.01＝1%」です．有病率は，「××人当たり」で表されることもよくあり，その場合，「10 万人当たり 1,000 人」などとなります．

　有病率は「率」という言葉を使っていますが，実際には「割合」です．割合ですから単位はありません．

死亡率（mortality, death rate）：罹患率における病気の発生を死亡に置き換えたもの．つまり，分子は死亡数，分母は対象集団の各人の観察期間の合計です．死亡率（人口千対）は，年間死亡数を「国勢調査」または「推計人口」による各年 10 月 1 日現在の日本人人口で除して 1,000 倍したものです．

出生率（birth rate）：罹患率における病気の発生を出生に置き換えたもの．つまり，分子は出生数，分母は対象集団の各人の観察期間の合計です．出生率（人口千対）は，年間出生数を「国勢調査」または「推計人口」による各年 10 月 1 日現在の日本人人口で除して 1,000 倍したものです．

2章

患者①

SCENE 2

薬学生のコウイチが，自宅で母親（ベテラン薬剤師）と話しています．

母　「あなたはどうして薬学部に行こうと思ったの？」

コウイチ　「お母さんが薬局で働いているのを子どものころから見ていて，薬剤師っていいなって思ったからだよ」

母　「うれしいこと言うわね．どういうところがいいと思ったの？」

コウイチ　「患者さんに薬の説明をするところかな」

母　「それだけ？もちろんお薬の説明はするけど，患者さんの話をお聞きすることも薬剤師の仕事なのよ」

コウイチ　「聞くって何を？薬の副作用が起きてないかってこと？」

母　「それだけじゃないわ．患者さんがご自分の病気やお薬について，どう受け止めていらっしゃるのか，患者さんの言葉から思いを汲み取ることも大切よ」

コウイチ　「どう受け止めるかって言われても……．患者が薬を飲まなきゃいけないのは当たり前でしょ」

母　「そう単純なものでもないのよ．患者さんのお話をよくお聞きするうちに，実はお薬の飲み方を間違えていたり，そもそも飲んでいなかったりすることがわかることもあるわ．適切なアドバイスをすることで患者さんに信頼してもらえれば，患者さんのほうから相談されることも多いしね」

コウイチ　「患者さんの言葉って，とても大切なんだね」

母　「そうよ．でもあなたはまず，お母さんの言葉をよく聞いてよね．勉強，がんばりなさい！」

2-1 患者とは

「患者」という言葉から，どんな人を思い浮かべますか．

病院のベッドに苦しそうに横たわっている人，包帯を巻いたり松葉杖をついていたりして明らかにけがをしていそうな人，病院や薬局の待合スペースで所在なげに座っている人……いろいろな姿が思い浮かびます．一方で，外から見ただけでは，患者なのか患者でないのかわからない人もたくさんいます．

患者の定義を辞書で調べてみると「病気にかかったり，けがをしたりして，医師の治療を受ける人」（広辞苑）とあります．厚生労働省が3年に1度実施する「患者調査」では，調査の対象は「病院及び診療所を利用する患者」です．

本書では患者を，もう少し具体的かつ幅を広げて，「医療機関（病院・診療所）を受診し，医師（歯科医師も）から病気やけがであると診断され，医療専門職（ヘルス・プロフェッショナル＝医師，歯科医師，薬剤師，看護師……）によるサービスを受ける人」と定義したいと思います．つまり，患者と呼ばれるようになるには，

① 医療機関（病院・診療所）を受診する．

② 医師（歯科医師）から病気やけがであると診断される．

③ 医療専門職によるケアを受ける．

という3つのプロセスを経ることになります．

ここで確認しておきたいことが2つあります．1つ目は，患者とはあくまで，医療専門職の側から呼ぶときの言葉であるということです．ある人（仮に山田さんとしておきます）が高血圧のため診療所で治療を受けている場合，診療所の医師や，医師が処方した薬を調剤する薬剤師から見れば，山田さんは「高血圧の患者さん」です．ですが，山田さんの妻，子ども，近所の人や会社の同僚から見れば，山田さんは（診療所で治療を受けているかどうかにかかわらず）夫であり，父親であり，山田さんです．近所の人や会社の同僚の中には，山田さんが高血圧で治療中であることをまったく知らない人も大勢いるはずです．

2つ目は，1つ目とも関係するのですが，ある人が患者として医療専門職とかかわりを持つ時間は，長い人生のうちのわずかな期間でしかないということです．もちろんその長さは，人によって違いますし，人生のほとんどを患者として過ごす人もいます．ですが，多くの人は，病気やけがについて深く考えることなく，学業や仕事に忙しく毎日を過ごしています．だからこそ，病気と診断され，患者と呼ばれ

ることは，その人自身や家族にとって，特別な出来事になるのです．

2-2 患者になるきっかけ：自覚症状

　世界保健機関（WHO）は，「健康とは，病気でないとか，弱っていないということではなく，肉体的にも，精神的にも，そして社会的にも，すべてが満たされた状態にあること（日本WHO協会訳）」と定義しています．

　健康な人は，医療機関を受診することはありませんし，患者と呼ばれることもありません．何らかの異常，つまり，いつもの健康な状態とは異なる何かを感じること，一般的には，痛み，発熱，下痢，出血，だるさ，かゆみといった症状を自覚することが，医療機関を受診するきっかけになります．

　症状を自覚した場合，私たちはどのような行動をとるでしょうか．多少の症状があっても特別なことはせず，いつも通りに過ごす，あるいはそうせざるを得ないこともあるでしょう．食事の内容を変えてみる（消化のよいものを食べる，脂っこいものを控える，など），（学生なら）学校の保健室に行って薬をもらう，学校や会社を休んで家でのんびりするという方法もあります．さらには，薬局やドラッグストアで薬を買ってきて飲む，鍼（はり）や灸（きゅう）など医療機関以外の場所で施術を受ける等も考えられます．

　こうしたさまざまな選択肢のうち，「お医者さんにかかった方がよさそうだ」と判断したとき（にだけ），私たちは医療機関を受診します．実際には，症状のある人のうち受診に至るのはごく一部であることが知られており，氷山に例えて「クリニカル・アイスバーグ」と呼ばれています（図2-1）．日本人を対象とした推定によれば，1,000人中862人が，何らかの症状を自覚するけれど，そのうち医療機関を受診するのは半数以下の307人で，入院に至るのはわずか7人です（図2-2）．この推定値を見ただけでも，医療専門職が出会う患者は，全体からすればごく一部であるということがわかります．

　一方で，「平成25年国民健康基礎調査」（厚生労働省）によると，自覚症状のある人の対処法（複数回答）として最も多かったのは，「病院・診療所に通っている」で，半数以上（54.3%）に上りました．その他の対処法としては，「あんま・はり・きゅう・柔道整復師（施術所）にかかっている」（8.7%），「売薬を飲んだり，付けたりしている」（18.2%），「それ以外の治療をしている」（3.4%）があり，「治

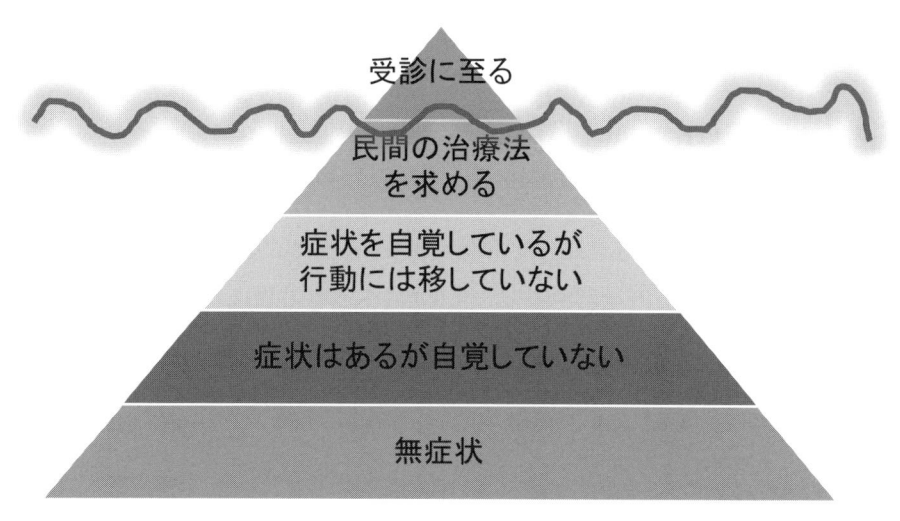

図 2-1　クリニカル・アイスバーグ（氷山）
（Black N., Gruen R.(2005) Understanding Health Services, Open University Press より一
部改変）

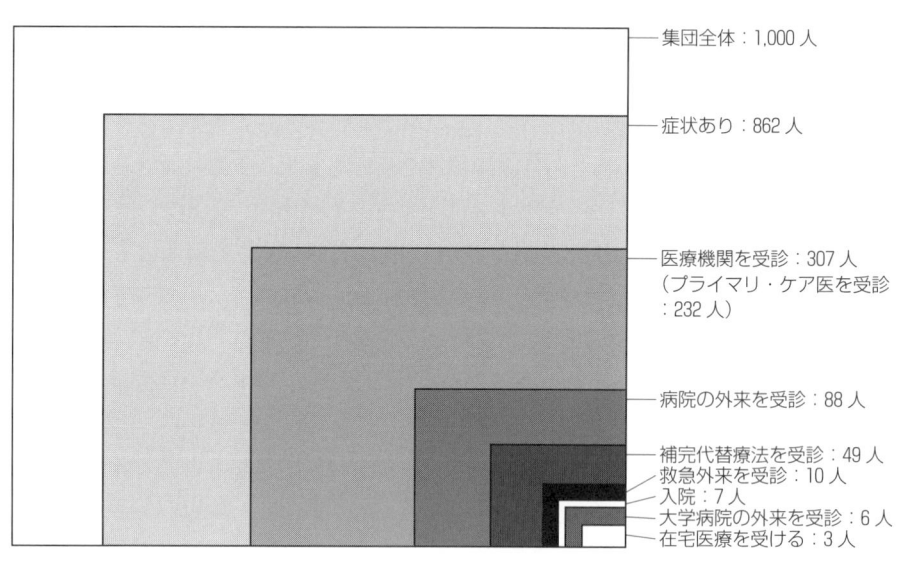

図 2-2　もし日本人が 1,000 人いたら…
（Fukui T., *et al.* (2005) *JMAJ*, Vol.48(4), p163-167, Fig.1）

表 2-1　自覚症状別の対処法（複数回答）

症　状	総　数	病院等	施術所	売　薬	その他	無治療	不　詳
腰痛	5,246	2,423	1,064	1,057	217	1,237	102
肩こり	2,856	656	636	758	112	1,021	54
手足の関節が痛む	2,719	1,685	331	546	113	475	41
せきやたんが出る	1,944	1,160	30	362	41	431	41
鼻がつまる・鼻汁が出る	1,892	904	16	420	27	564	38
体がだるい	1,366	624	68	197	49	538	22
かゆみ（湿疹・水虫など）	1,254	784	16	368	30	139	27
頭痛	1,226	449	59	504	25	292	18
手足のしびれ	1,132	745	124	147	48	239	20

病院等：病院・診療所に通っている
施術所：あんま・はり・きゅう・柔道整復師にかかっている
売　薬：売薬を飲んだり付けたりしている
その他：それ以外の治療をしている
無治療：治療をしていない　　　　　　　　　　　　（平成 25 年国民健康基礎調査）

療をしていない」（23.9％）人もいました.

　上記の数値は，さまざまな症状をまとめたものです．表 2-1 には，回答が多かった症状（腰痛，肩こり，手足の関節が痛む，せきやたんが出る，鼻がつまる・鼻汁が出る，体がだるい，湿疹・水虫などのかゆみ，頭痛，手足のしびれ）を順に抜粋した上で，それぞれの対処法を示しました.

　症状の種類や程度はもちろんですが，他の対処法の有無や，そのときに自分が置かれている状況によっても，医療機関を受診するかどうかの判断は違ってきます．学校や仕事のため時間が取れなかったり，自宅から通える範囲に医療機関がなかったりして，なかなか受診できない人もいるでしょう．さらに，たとえ同じような症状であっても，早めに病院・診療所に行って医師に治療してほしいと考える人もいれば，なるべくなら病院・診療所には行きたくないと考える人もいます．症状の捉え方，その解釈の仕方は，人によってさまざまであり，必ずしも医療専門職と同じような捉え方，解釈の仕方をしているとは限りません．表 2-2 には，受診したい理由，したくない理由をまとめました（もちろん，ここに挙げた以外にもあるかもしれません）.

表 2-2　受診したい理由・受診したくない理由

受診したい理由	受診したくない理由
・症状の軽いうちに治療すれば早く治りそう	・放っておいてもそのうち治るだろう
・自分では症状の原因や対処法がわからない	・この程度なら我慢できそう
・以前から同じ症状が続いている	・自分で対処する方法を知っている
・症状が以前より悪化している	・たまたま症状が出ただけだと思う
・重い病気の前触れではないかと心配	・医師から病気と言われたくない
・かかりつけ医がいる	・医療機関（医師）が嫌い
・別の病気で既に医療機関を受診している	・医療機関が遠い
・自己負担金が安い	・自己負担金が高い

---

column　かぜ薬の購入者は患者？顧客？

　ある人（佐藤さんとします）が，昨日からのどに痛みがあり少し鼻水も出るので，「かぜかもしれない」と思い，近所のドラッグストアでかぜ薬を購入したとしましょう．ドラッグストアの薬剤師にとって，佐藤さんは「患者」でしょうか？それとも「顧客」でしょうか？

　前述の患者の定義，すなわち，医療機関（病院，診療所）を受診して，医師から「かぜ」と診断されていないという意味では，佐藤さんは「患者」とはいえません．かぜ薬という商品を販売したという行為だけを考えれば，佐藤さんは「顧客」です．

　しかし，薬は，一般の商品（食品，文房具，洋服など）とは性質が違います．使い方を誤ると健康被害が生じるかもしれない，リスクのある商品です．

　ドラッグストアの薬剤師は，佐藤さんの症状を詳しく聞き取り，市販のかぜ薬で対処できる程度かどうかを判断した上で，佐藤さんの症状に合ったかぜ薬を提案します．佐藤さんが薬剤師の提案に納得してかぜ薬を購入する場合は，薬の飲み方や副作用などの説明も行います（合わせて，薬以外の生活上の工夫についてもアドバイスします）．この一連のプロセスには，医療専門職としての薬剤師の知識と経験が発揮されるはずです．

　もしも薬剤師が，佐藤さんの症状は市販のかぜ薬で対処できる程度を超えていると判断すれば，かぜ薬を販売せずに，医療機関を受診するよう佐藤さんにアドバイスするでしょう．たとえその日の売り上げにはつながらなくても，薬剤師としてはそうすべきです．逆に，市販のかぜ薬を飲むほどでもなく，自宅で休んでいれば回復しそうだと判断すれば，無理にかぜ薬を販売せず，セルフケアの指導にとどめることもあるでしょう．

　このように考えると，薬剤師にとって佐藤さんは「顧客」には違いありませんが，単に商品を売れば終わり，という関係ではないはずです．薬剤師は，単なる販売員とは違うのです．

2-3 患者の語り（ナラティブ）

　ある人が医療機関を受診し，病気であるとの診断を受けて，患者と呼ばれるようになることは，その人にとって特別な体験です．病院・診療所は，医療専門職にとっては「職場」でも，患者にとっては「ふだんは立ち寄らない特別な場所」です．検査や処置は，医療専門職にとっては「日常業務」でも，患者にとっては「未体験，かつ人生を左右するかもしれない特別な出来事」です．

　患者と呼ばれたとき，人は何を感じ，何を考え，また何を語るのでしょうか．患者自身が自分の体験を語ること，あるいはその語られたストーリーのことを，語り（ナラティブ，narrative）といいます．

　米国の医師であり医療人類学者のアーサー・クラインマン（Arthur Kleinman）は，『病いの語り：慢性の病いをめぐる臨床人類学』（江口重幸，五木田紳，上野豪志訳（1996）誠信書房）で，慢性病を抱えた患者や家族の語りに注目しました．クラインマンは，患者が病い（illness）を抱えながら生きていることを示した上で，患者が体験する病いを，医療専門職が医学生物学的な概念である疾患（disease）に置き換えて処理することの問題を指摘しました．つまり，患者の病いの体験は，単なる身体上の生物学的な変化というだけでなく，その人にとって特有の意味を持ったものとして語られているというのです．自分が病いを抱えることに何らかの意味を見いだすことによって，その体験（痛みや苦しみを伴うこともある）を受け入れ，病いと共存しつつ生きていくことができるといえるのではないでしょうか．

　患者の語りは，医療専門職が患者について理解を深め，よりよい医療サービスを提供するために重要なヒントになります．医療専門職が目の前の患者の語りに真摯に耳を傾けることは，患者を知るための初めの第一歩です．患者のさりげない一言の中に，患者の本音が隠されていることがあるからです．

　このような，患者の語りを尊重するという姿勢は，NBM（narrative-based medicine）に発展していきます．NBM の基盤には，そもそも人間は，自らが語る言葉を通じて物事を理解し，その積み重ねによってつくられた自分なりの語りを通じて社会と接しているという考え方があります．現代の医療において NBM は，EBM（evidence-based medicine）（8章）と同様に重要な考え方です．NBM と EBM は，ちょうど車の両輪のように，互いに補完し合って，現代の医療の基本的な考え方となっています．

2-4 患者を知る情報源

　医療専門職は，日常的に，数多くの患者に接し，患者のさまざまな語りを受けとめています．ですが最近は，こうした直接的なコミュニケーションに加え，さまざまな情報源が充実してきました．

(1) 患者会

　慢性疾患を中心に，さまざまな病気の患者会が活動しています．患者会の歴史，規模，運営方針はさまざまですが，患者が互いの体験を共有する，病気についての情報を得る，医療専門職や行政に働きかけるといった活動を行っていることが多いです．

　患者会が会員向けに発行している会報には，会員（患者）の体験談が掲載されていることが少なくありません．また，患者会が催す会合で，お互いの体験を話し合ったり，治療や生活上の悩みを相談し合ったりすることもよく行われています．特に，生活上の悩みやその対処法については，医療専門職よりむしろ，同じ病気を抱えており経験を共有する患者の知恵が役に立ちます．

　『全国「患者会」ガイド』（和田ちひろ監修（2004）学習研究社）によると，患者会は全国に 1,400 程度あるとされています．ですが，患者会には明確な定義が存在しないこと，組織の消長が多いこと，そして何らかの登録の対象にもなっていないことなどから，その実態の把握は困難です．現時点で利用可能な情報源の1つとして，日本患者会情報センター（http://www.kanjyakai.net/，図 2-3）があります．

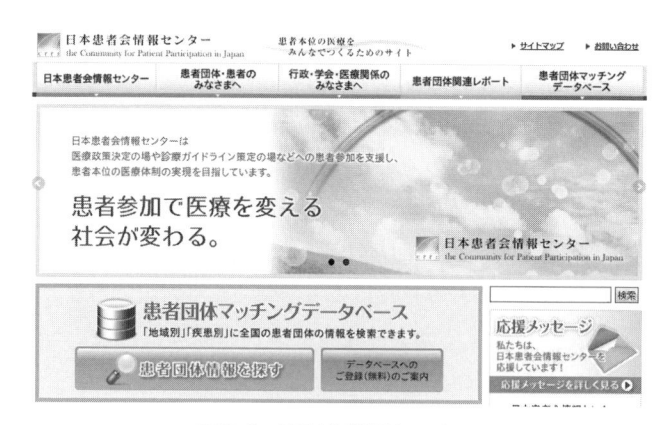

図 2-3　患者会情報センター
（日本患者会情報センターホームページ）

同センターは，医療政策への患者参画を支援することを目的に 2007 年に設立され，地域別・疾患別に患者会を検索できる「患者会マッチングデータベース」を無料で提供しています.

---

column　がん哲学外来

　患者会ではありませんが，患者や家族が気軽に話せる場を提供する「サロン」や「カフェ」が各地にたくさんできています．その草分けの１つである「がん哲学外来」は，順天堂大学医学部教授の樋野興夫氏が提唱し，多くの人の参加を得て，現在では一般社団法人として各地に展開しています．同法人のウェブサイト（http://www.gantetsugaku.org/）には，がん哲学外来が誕生した経緯について，以下のように書かれています.

　多くの人は，自分自身又は家族など身近な人ががんにかかった時に初めて死というものを意識し，それと同時に，自分がこれまでいかに生きてきたか，これからどう生きるべきか，死ぬまでに何をなすべきかを真剣に考えます.

　一方，医療現場は患者の病状や治療の説明をすることに手一杯で，がん患者やその家族の精神的苦痛までを軽減させることができないのが現状です．そういった医療現場と患者の間にある「隙間」を埋めるべく，「がん哲学外来」が生まれました．科学としてのがん学を学びながら，がんに哲学的な考え方を取り入れていくという立場です．（中略）

　「がんであっても尊厳を持って人生を生き切ることのできる社会」の実現を目指し，より多くのがん患者が，垣根を越えた様々な方との対話により，「病気であっても，病人ではない」安心した人生を送れるよう寄り添っていきたいと思っております.
（がん哲学外来ホームページより抜粋）

---

(2) 闘病記

　従来，患者の語りは，患者自身とごく身近な関係者（家族，友人，医療専門職など）しか聞くことができませんでした．しかし，患者の語りは，他の患者にとってとても参考になるものです．病気と診断されたときにどう感じるのか，具体的にどのような検査や治療が行われるのか，仕事はこれまで通り続けられるのか，病気がさらに進行したらどうなるのか……．"新米"患者が知りたい疑問に対して，"先

輩"患者の体験から得られる情報は多く，心の支えにもなります．

　語りを患者の情報源として活用する先駆的な取り組みの1つが，健康情報棚プロジェクトです．健康情報棚プロジェクトは，闘病記（書籍）の収集とデータベース化に取り組みました．闘病記はいわば，患者の語りを文章化し，書籍の形式に編集したものです．

　闘病記は昔から数多く出版されてきましたが（古くは歌人の正岡子規の『病牀六尺』なども闘病記といえるでしょう），その書名からは，エッセイなのか，小説なのか，評論なのかがわからず，著者の病名すら書かれていないことが少なくないため，自分の知りたい病気についての闘病記を探すのは意外に難しいものです．そこで，健康情報棚プロジェクトは，闘病記を病気別に分類し，同じ病気の闘病記をまとめて，自分の知りたい病気について書かれた闘病記を探しやすくしました．闘病記の収集に当たっては，1998年に闘病記専門オンライン古書店パラメディカを開設した星野史雄氏が独自に作成していたリストが役立ちました．

　健康情報棚プロジェクトの取り組みは，インターネット上の闘病記検索サイトである闘病記ライブラリー（http://toubyoki.info/，図2-4）や，東京都立中央図書館の闘病記文庫（http://www.library.metro.tokyo.jp/reference/central_library/

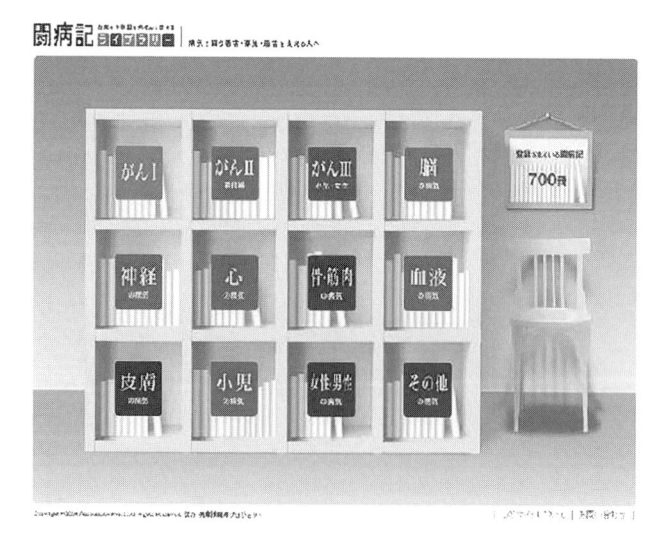

図 2-4　闘病記ライブラリー

health_medical/tabid/418/Default.aspx）をはじめとする各地の闘病記文庫に生か
されています．闘病記ライブラリーでは，闘病記が病気の種類または部位別に大分
類され，さらに病名別に小分類されています．まるで本棚に本が並んでいるように
表示され，背表紙をクリックすると，その本に関する情報を閲覧できます．個々の
闘病記は，Webcat Plus（http://webcatplus.nii.ac.jp/）にリンクが貼られており，
大学図書館や公共図書館での蔵書を検索できるようになっています．

---

column　星野史雄さんが闘病記収集を始めたきっかけ

　星野史雄さんは，自分と同い年の妻が1993年に40歳で乳がんになり，44歳で亡
くなったことをきっかけに闘病記を集め始め，集めた闘病記を基に，インターネッ
ト古書店「パラメディカ」を開設しました．星野さんの著書には，闘病記を集め始
めたきっかけが書かれています．星野さんは残念ながら2016年にがんのため亡く
なられました．

　妻が闘病中にふと「同じ乳がん患者の体験談を聞きたい」と言ったことから，先
にも記したように，私はずっと，乳がんに関する闘病記を探していた．「お勉強は
嫌い」と笑う妻のかわりに，私は乳がんに関する情報を集め，要約して伝えてい
た．患者で混みあう病院では，医師に質問する時間も限られている．患者もある程
度，予備知識を得ておいたほうが効率的だ．（中略）
　妻が最初の手術を受けてから再発し亡くなるまで，いちばん参考になったのは，
乳がん患者会の会報だった．会報の手記を読んでいて，私は乳がん患者の闘病記が
あることを知った．しかし，本探しの時間も限られ，妻の闘病中は，図書館でも書
店でも，千葉敦子さんの『乳ガンなんかに敗けられない』（文春文庫，1987）を除
けば，乳がんの闘病記を見つけることはできなかった．
　妻の死後に意気消沈し予備校を辞職した私は，ふと『古書店地図帖』（図書新
聞，1990）を手掛かりに，古本屋で闘病記を探してみようかと思い立った．もとも
と私は，妻の死後，「1年間は仕事をしない」と決意していた．この世に乳がんの闘
病記はどれほど存在するのか，1年かけて図書館や書店で探してみるつもりだった．
（星野史雄（2012）闘病記専門書店の店主が，がんになって考えたこと，産経新聞
出版より抜粋）

(3) データベース

患者の語りそのものをデータベース化しているのが，2001 年に英国で生まれた DIPEx（Database of Individual Patient Experiences）です．患者自身がさまざまな病気や治療の体験について語っている動画がインターネット上に公開されており，無料で閲覧・視聴することができます．

DIPEx は，英国の 2 人の医師のアイデアから生まれました．彼らは医師なので，当然ながら医学の知識は豊富で，最新の研究結果にも精通していました．しかし，いざ自分が患者の立場になったときに一番知りたいと思ったのは，同じ症状を持つ，自分以外の人々の体験だったといいます．

DIPEx では，1 つの疾患につき 40〜50 人の患者にインタビューします．年齢，住所，病気の進行度など，できるだけ多様な体験を集めるのが特徴です．インタビューは本人がリラックスして語れる場所（自宅など）で行われ，患者の治療に直接携わらない研究者がインタビューを行います．治療に直接関係している医療専門家によるインタビューでは，患者が本当に感じていることを話してもらえない可能性があるからです．

録画・録音された語りは，テープ起こしをして，質的研究の手法を用いて分析します．そして，語りから抽出されたエッセンスが，ウェブサイト（http://www.healthtalk.org/，図 2-5）に公開されます．DIPEx のインタビューにより得られた知見は，学術論文としても高い評価を受けており，医療専門職の患者・市民の両方から高く評価されています．

日本で DIPEx の活動を行っているのは，NPO 法人健康と病いの語りディペックス・ジャパンです（http://www.dipex-j.org/，図 2-6）．英国と同じ手法を用いてインタビューとデータ分析を行っており，2016 年までに，乳がん，前立腺がん，認知症，大腸がん検診，臨床試験・治験の 5 種類の語りが公開されています．

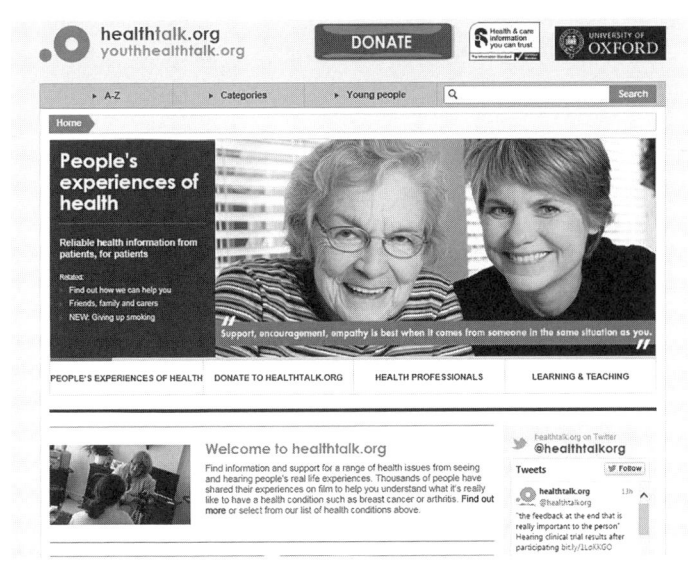

図 2-5　英国のヘルストーク

認知症本人と家族介護者の語り

認知症を体験した10名の方と、認知症の家族介護者35名の「語り」映像・音声・テキストを見ることができます。

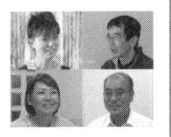

▶ 語りを見る

乳がんの語り

乳がんを体験した20才代から70才代の女性48名と男性1名の「語り」映像・音声・テキストを見ることができます。

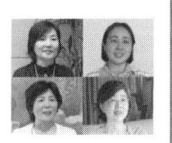

▶ 語りを見る

前立腺がんの語り

前立腺がんを体験した50才代から80才代の49名の「語り」映像・音声・テキストを見ることができます。

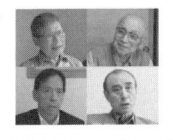

▶ 語りを見る

大腸がん検診の語り

大腸がん検診について、異なる立場の方35名の「語り」映像・音声・テキストを見ることができます。

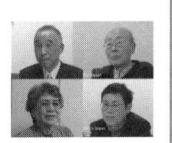

▶ 語りを見る

臨床試験・治験の語り

臨床試験・治験について、異なる立場の方40名の「語り」映像・音声・テキストを見ることができます。

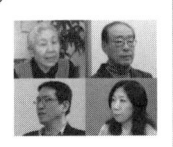

▶ 語りを見る

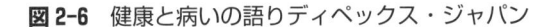

図 2-6　健康と病いの語りディペックス・ジャパン

column　DIPEx の語りを視聴してみよう

　健康と病いの語りディペックス・ジャパンのウェブサイト上に公開されている患者の語りのうち，「乳がんの語り」をクリックし，語り手の年代別のうち「20 歳代」をクリックしましょう．20 歳代で乳がんと診断された 3 人のインタビューを視聴することができます．

　「インタビュー 42」の女性の「診断されたときの気持ち」に関する語りを視聴した上で，

① 女性自身

② 家族（母親）

③ 医療専門職（医師，看護師）

のそれぞれがどんな気持ちであったか，考えてみてください．

　また，この語りを視聴して，

④ あなた自身

はどのような感想を持ちましたか．

(4) ブログ

　患者自身が自分の病気について書いたブログも多数あります．ブログは日記形式で気軽に書くことができますし，治療経過の備忘録として使うことができます．同時に，文章を書くことで，自分を客観的に見つめなおすことにも役立っているようです．また，読んだ人がメッセージを書き込むことで，双方向のコミュニケーションもできます．

　2015 年 9 月 23 日，元プロレスラーでタレントの北斗晶さんが，乳がんと診断され，右乳房を全切除する手術を受けることになったことを自らのブログで公表しました．ブログには，診断されたときの気持ちや，夫・子どもに対する思いが，率直につづられていました．このブログの反響は大きく，多くの人がコメントを付ける形で北斗さんへの応援メッセージをつづり，なかには自分の体験を書き込む人もいました．コメントを書く人は，おそらくそのほとんどが北斗さんと直接の面識はなく，単にテレビや他のメディアで北斗さんを知っているだけの人でしょう．にもかかわらず，ブログとそれに対するコメントが，現在進行形の「つながり」を生んでいます．

　こうした個人のブログをまとめたのが，TOBYO（http://www.tobyo.jp/，図 2-7）

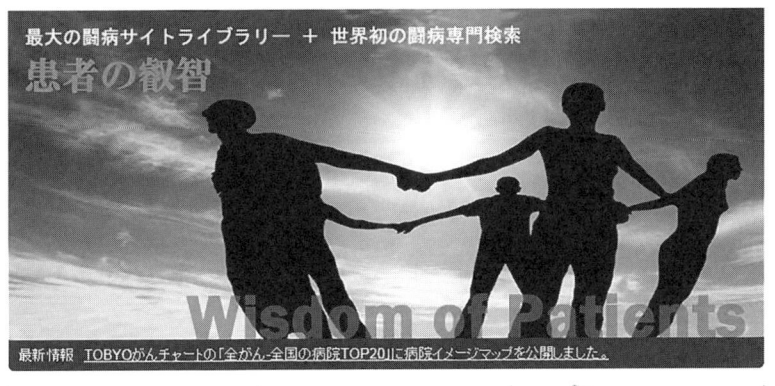

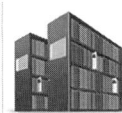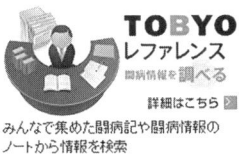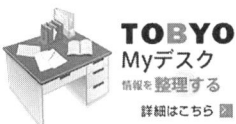

図 **2-7**　TOBYO

です．2015 年現在で，5 万件を超えるブログや闘病記が収録され，病名別にまとめられています．個人のブログですので，必ずしも病気のことばかりを書いているわけではありませんし，なかには要領を得ない書き込みもあるのですが，ブログの筆者が，病気を抱えながらも，それぞれの人生を生きていることが伝わってきます．

　インターネットが持つ双方向性を生かして成功しているのが，米国の PatientsLikeMe（https://www.patientslikeme.com/, 図 2-8）でしょう．PatientsLikeMe は，筋萎縮性側索硬化症（ALS）の患者コミュニティーとして 2004 年にスタートしましたが，現在ではさまざまな病気のコミュニティーができています．お互いに自分の医療記録を記録しておき，サイトに来た人が，自分の病状と似た患者（patients like me）を検索することができ，情報交換ができるところが人気の理由です．また，登録された医療記録はデータとして利用され，学術的な研究にも生かされています．

Learn from others

Compare treatments, symptoms and experiences with people like you and take control of your health

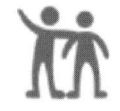

Connect with people like you

Share your experience, give and get support to improve your life and the lives of others

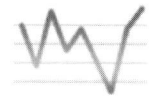

Track your health

Chart your health over time and contribute to research that can advance medicine for all

図 2-8 PatientsLikeMe

2-5 スクリーニング検査

　私たちが医療機関を受診するきっかけは，通常，何らかの症状を自覚することです．しかし，症状が特になくても，医療機関を受診して病気であると診断され，治療を受ける（＝「患者」というラベルを貼られる）ことがあります．そのきっかけとなるのは，健康診断や人間ドック，がん検診などです．

　私たちは子どものころから，血液検査，尿検査，胸部エックス線検査などのさまざまな検査を何度も受けています．児童・生徒であれば学校保健安全法（第11条），働いている人であれば労働安全衛生法（第66条）により，年に1度の健康診断が実施されています（教育委員会や事業者には，健康診断を受けさせる義務があります）．また，40歳以上の人は，高齢者の医療の確保に関する法律（第20条）により，特定健康診査・特定保健指導（いわゆるメタボ健診）を受けることになっています．

　がん検診は，健康増進法（第19条の2の「健康増進事業」に相当）に基づき，胃がん，子宮頸がん（女性のみ），肺がん，乳がん（女性のみ），大腸がんについて，市町村の事業として行われています．がん対策基本法（第6条）では，がん検診を受けることが国民の努力義務として明記されました（表2-3）．

表2-3　がん検診の種類と方法

胃がん	問診及び胸部エックス線検査	40歳以上，年1回
子宮頸がん	問診，視診，子宮頸部の細胞診及び内診	20歳以上の女性 2年に1回
肺がん	問診，胸部エックス線検査及び喀痰細胞診	40歳以上，年1回
乳がん	問診，視診，触診及び乳房エックス線検査	40歳以上の女性 2年に1回
大腸がん	問診及び便潜血検査	40歳以上，年1回

（厚生労働省，がん検診）

　これら以外に，法律上の根拠はありませんが，人間ドックで自主的に健康診断を受けている人もいます.

　このような，病気かもしれない人を「すくい上げる」ために行われる検査を，スクリーニング検査と呼びます. スクリーニング検査で異常と判定されただけでは，病気と診断されるわけではありません（診断には精密検査が必要です）. ただ，スクリーニング検査がきっかけで受診に至り，精密検査を経て病気と診断される，言い換えれば「患者」と呼ばれるようになった場合，当の本人は，症状があって受診する場合以上に驚きを感じるでしょう.

　スクリーニング検査は一般に，病気の早期発見のために「受けておくほうがよい」と考えられています. それは確かにその通りなのですが，半面，今まで病気のことなど意識せずに過ごしてきた人に，「患者」というラベルを貼るきっかけにもなります. だからこそ，スクリーニング検査には厳密な評価が必要です. スクリーニング検査で無症状のうちに病気が発見されて治療を受ける場合と，症状が出てから受診して治療を受ける場合とで，もしその後の経過が変わらなければ，わざわざスクリーニング検査で無症状のうちに病気を見つける意味はないのですから.

> **column　人間ドックの語源**
>
> 　人間ドックは日本独自の用語で，ドック（dock）とは船渠（せんきょ，船を修理・点検するための設備）のことです．日本人間ドック学会によると，1938 年に，民政党の政治家が健康診断の目的で東大病院に入院した折，反対勢力から重病説を流されないようにあらかじめ記者会見を開き，『今回の入院は艦船が母港に帰港して，ドライドックに上がり船底やスクリューの傷を点検し，エンジンや機器を整備し，乗組員に休養を取らせて，次の航海に備えるのと同じである』と説明したことに由来するそうです．

2-6　どこまでが正常？どこからが異常？

　自覚症状がないにもかかわらずスクリーニング検査を行うのは，検査をしてみなければわからないようなわずかな異常，目に見えない異常をとらえ，少しでも早く対処するためです．その背景には，早期発見・早期治療が，病気の重症化を防ぐことにつながるという考え方があります．

　典型的なのがメタボ健診です．メタボ健診は，メタボリックシンドローム（内臓脂肪症候群）を見つけて保健指導（肥満解消のための食事や運動の指導，禁煙指導など）につなげることにより，より重い疾患（心筋梗塞や脳卒中など）の発症や，それによる死亡を防ぐという考え方の下に行われています．メタボリックシンドロームの判定基準は表 2-4 の通りです．

　この判定基準からも明らかですが，正常か異常かを判定する境目をどこに置くかは，とても重要です．そもそも自覚できるほどの症状がないのですから，症状の有無で分けることはできません（メタボリックシンドロームにおける腹囲に関しては，見た目でもわかりますが……）．境目を決める方法には大きく分けて，数値で決める方法（血圧値，血糖値，コレステロール値など，ある一定の値［カットオフ値］より上か下か）と，画像で決める方法（乳がんのマンモグラフィー検査など，画像上で見えるか見えないか）の 2 種類があります．

　数値で決める方法の特徴（問題）は，カットオフ値をどこに設定するかによって，異常とみなされる人数が大きく変わることです．メタボリックシンドロームの判定基準におけるウエスト周囲径のカットオフ値（男性なら 85 cm）を例に考えて

表2-4　メタボリックシンドロームの判定基準

腹　囲	追加リスク	
	① 血糖　② 脂質　③ 血圧	
≧85 cm（男性）	2つ以上該当	メタボリックシンドローム該当者
≧90 cm（女性）	1つ該当	メタボリックシンドローム予備群

> ① 血糖　空腹時血糖　110 mg/dl　以上
> ② 脂質　a　中性脂肪　150 mg/dl　以上　かつ・または
> 　　　　b　HDL コレステロール　40 mg/dl　未満
> ③ 血圧　a　収縮期血圧　130 mmHg　以上　かつ・または
> 　　　　b　拡張期血圧　85 mmHg　以上

※高 TG 血症，低 HDL-C 血症，高血圧，糖尿病に対する薬剤治療を受けている場合は，
それぞれの項目に含める.

（厚生労働省，平成 25 年度特定健康診査・特定保健指導の実施状況）

みましょう. 仮にカットオフ値を 80 cm に変更したら，腹囲が 82 cm の人は，変
更前（85 cm）なら異常とはみなされませんが，変更後（80 cm）なら異常とみな
されます. 逆に，90 cm に変更したら，腹囲が 87 cm の人は，変更前（85 cm）な
ら異常とみなされますが，変更後（90 cm）なら異常とはみなされません. 一般
に，カットオフ値を厳格にするほど，より多くの人を拾い上げることになります
が，その分，軽症の人を増やすことになります.

　画像で決める方法の特徴（問題）は，検査機器の機能の向上に伴って，より細か
な異常まで発見できるようになってきていることです. そのため，以前なら「見え
ない」ものが「見える」ようになり，より多くの人を拾い上げることになります
が，やはりその分，軽症の人を増やすことになります.

　では，カットオフ値はどのようにして決まるのでしょうか.

　ここでは模式的に説明します. がん患者 100 人と，がんでない健康な人 100 人を
対象に，仮想の腫瘍マーカー Y の値を測定したとしましょう. がん患者 100 人か
らは yc1，yc2，…yc100（c は cancer の頭文字），健康人 100 人からは yh1，
yh2，…yh100（h は healthy の頭文字）という値が得られたとします. 一般に，得
られた値を横軸，その値の人数を縦軸にとってプロットしていくと，図 2-9 のよう
な正規分布の曲線になります. この図では，破線ががん患者 100 人の分布，実線が

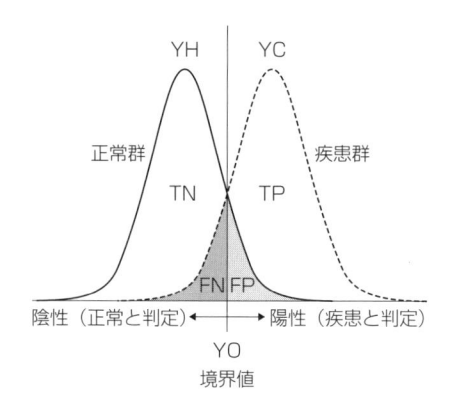

図 2-9 カットオフ値の決まり方

健康人 100 人の分布と考えてください.

これを見ると確かに, がん患者での腫瘍マーカー Y の平均値（YC）は, 健康人での平均値（YH）より高いので, 腫瘍マーカー Y には意味があるように思えます. そこで, YC と YH の中間くらいのところを境界としました. このときの Y の値がカットオフ値です. これを YO としましょう.

ここで重要なのは, 腫瘍マーカー Y の値は人によってばらつきがあるため, がん患者であっても YO に届かない人もいれば, 健康人であっても YO を超えている人もいるということです.

ここで, カットオフ値（YO）を境にすると, がん患者は以下の 2 パターンに分かれます.

・がん患者であって, 腫瘍マーカーが YO より高い
　＝真陽性（TP：true positive）
・がん患者であるが, 腫瘍マーカーが YO より低い
　＝偽陰性（FN：false negative）

そして, 健康人は以下の 2 パターンに分かれます.

・健康人であって, 腫瘍マーカーが YO より低い
　＝真陰性（TN：true negative）
・健康人であって, 腫瘍マーカーが YO より高い
　＝偽陽性（FP：false positive）

疾患

		有	無
検査	陽性	a：真陽性	b：偽陽性
	陰性	c：偽陰性	d：真陰性

感度（sensitivity）	=a/(a+c)
特異度（specificity）	=d/(b+d)
陽性的中度（positive predictive value）	=a/(a+b)
陰性的中度（negative predictive value）	=d/(c+d)

図2-10 感度，特異度，陽性的中度，陰性的中度

　今度は，分け方を変えてみます．カットオフ値（YO）より高い人は，以下の2つに分かれます．
　・腫瘍マーカーが YO より高いがん患者（TP：true positive）
　・腫瘍マーカーが YO より高い健康人（FP：false positive）
　そして，YO より低い人は，以下の2つに分かれます．
　・腫瘍マーカーが YO より低いがん患者（FN：false negative）
　・腫瘍マーカーが YO より低い健康人（FP：true negative）
　腫瘍マーカーを含む，カットオフ値で判定する検査の性能を知る際に必要な，基本的な指標をまとめると，図2-10 のようになります．
　・感度（sensitivity）：病気の人が検査陽性（真陽性）である割合
　・特異度（specificity）：病気でない人が検査陰性（真陰性）である割合
　・陽性的中度（positive predictive value）：検査陽性の人が病気である割合
　・陰性的中度（negative predictive value）：検査陰性の人が病気でない割合
　さらに，感度と特異度を利用して，尤度比（ゆうどひ）という指標もあります．陽性尤度比とは，「検査が陽性だった場合に，その人が病気であると診断できる確率がどのくらい高まるか」，陰性尤度比とは，「検査が陰性だった場合に，その人が病気であると誤って診断してしまう確率がどのくらい低まるか」を表します．

・尤度比（likelihood ratio）

$$尤度比 = \frac{その状態の人がその検査結果となる確率}{その状態にない人がその検査結果となる確率}$$

$$= \frac{感度}{1-特異度} \quad （検査陽性の場合：陽性尤度比）$$

$$= \frac{1-感度}{特異度} \quad （検査陰性の場合：陰性尤度比）$$

尤度比が大きければ（10以上）確定診断に
小さければ（0.1以下）除外診断に有用

---

column　ROC 曲線（receiver operating characteristic curve, 受信者動作特性曲線）

　検査の性能は，感度と特異度で決まります．言い換えれば，感度と特異度がともに100%なら，病気の人は全員が検査陽性（真陽性），病気でない人は全員が検査陰性（真陰性）となり，病気か病気でないかを間違いなく判定できます．図2-10でいうと，a=100，b=0，c=0，d=100の状態です．この場合は当然ながら，陽性的中度と陰性的中度もともに100%です（検査陽性なら病気，検査陰性なら病気でない）．
　実際には，カットオフ値は，感度と特異度がともにできるだけ高くなるよう，ROC曲線（図2-11）を描いて決めます．この図2-11からも明らかなように，感度と特異度はトレードオフの関係にあります．言い換えれば，感度を高くして病気の人をなるべく多く拾い上げようとすると，特異度が下がり，病気でないのに検査陽性の人（偽陽性＝見過ぎ）を増やしてしまいます．逆に，特異度を高くして病気でない人をなるべく多く除外しようとすると，感度が下がり，病気なのに検査陰性の人（偽陰性＝見逃し）を増やしてしまいます．

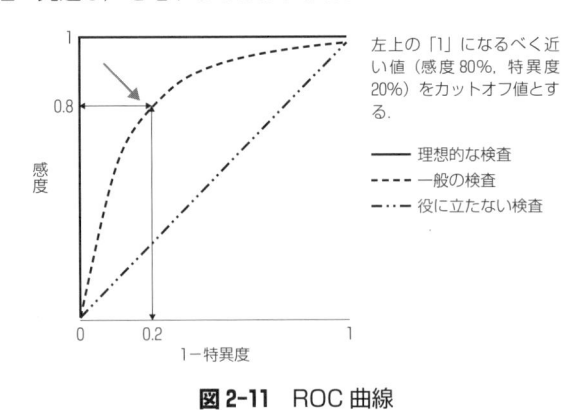

左上の「1」になるべく近い値（感度80%，特異度20%）をカットオフ値とする．

―――― 理想的な検査
-------- 一般の検査
-・-・- 役に立たない検査

図 2-11　ROC 曲線

column　インフルエンザ判定キットが陽性だったら

　検査についての指標のうち，日常生活に応用しやすいのは陽性的中度です．以下のような場合を例に考えてみましょう．

　「京都市山科区の住民（14万人）の1％（1,400人）が，インフルエンザにかかっています．インフルエンザかどうかわからないＢ君が，Ａ社のインフルエンザ判定キットを使ってみたところ陽性でした．Ａ社のインフルエンザ判定キットは，感度90％，特異度80％です．この結果から，Ｂ君がインフルエンザにかかっている可能性（陽性的中度）は何％ですか？」

　まず，与えられた情報から2×2表を作成しましょう．山科区の住民（14万人）のうち1％がインフルエンザにかかっているので，インフルエンザにかかっている人は14万×0.01＝1,400人，かかっていない人は14万人－1,400人＝13万8,600人です．
　インフルエンザの判定キットの感度は90％なので，1,400人×0.9＝1,260人が検査陽性です．また，特異度は80％なので，13万8,600人×0.8＝11万880人が検査陰性です．
　したがって，インフルエンザにかかっている人で検査が陰性（偽陰性）なのは，1,400人－1,260人＝140人，インフルエンザにかかっていない人で検査が陽性（偽陽性）なのは，13万8,600人－11万880人＝2万7,720人です．これで2×2表が完成しました（表2-5）．
　ここから陽性的中度を計算すると，1,260÷（1,260＋2万7,720）＝0.043＝4.3％になります．つまり，検査で陽性が出たＢ君が実際にインフルエンザにかかっている可能性は4.3％です．
　重要なのは，集団中の病気の割合（これを有病率というのでした）がかなり低い場合，たとえ検査が陽性でも，その人が病気である割合（陽性的中度）はさほど高くはならないという点です．スクリーニング検査は健康な人を対象に行われますので，有病率はかなり低いことが多いわけです．そのため，たとえ検査で陽性が出たとしても，それだけで慌てる必要はなく，ましてや，すぐに治療を始める必要はないといえます．

表 2-5　山科区のインフルエンザ感染に関する2×2表

	インフル（＋）	インフル（－）	
検査（＋）	1,260	27,720	
検査（－）	140	110,880	
計	1,400	138,600	140,000

感度	1,260÷1,400＝90％
特異度	110,880÷138,600＝80％
陽性的中度	1,260÷（1,260＋27,720）＝4.3％
陰性的中度	110,880÷（140＋110,880）＝99.9％

2-7 早期発見・早期治療の落とし穴：過剰診断

　スクリーニング検査は，病気の早期発見・早期治療のために，健康な無症状の人を対象に行われます．早期発見・早期治療により，病気が重症化するのを防ぐというメリットが期待される一方で，デメリットもあります．

　デメリットの1つ目は，偽陽性の問題です．先に述べた通り，検査の感度と特異度はトレードオフの関係にありますので，見逃しをできるだけ減らそう（＝偽陰性を減らす）とすると，必然的に偽陽性が増えることになります．

　偽陽性の人は，本当は病気ではないのに，スクリーニング検査の結果，「病気かもしれない」と言われることになります．思いもよらぬことを言われて不安になりますし，確定診断のために精密検査（体への負担はスクリーニング検査より大きい）を受けることになりますので，最終的に病気でないことが判明するまでに，かなりの精神的，身体的，経済的負担を被ることになります．

　デメリットの2つ目は，過剰診断です．スクリーニング検査をきっかけに病気（例えばがん）が判明すると，ほとんどの場合，何らかの治療（手術や抗がん剤など）が行われます．早期診断・早期治療は，まさにスクリーニング検査の目的に適ったものであり，一見，問題があるようには思えません．治療には多かれ少なかれ弊害（薬の副作用，手術の合併症など）がありますが，病気の治療のためなら多少は我慢するのは仕方がないと思われています．

　しかし，治療をしなくても結果が変わらなかったとしたらどうでしょうか？このような，わざわざスクリーニング検査を受けなければ病気であると診断されることもなくそのまま一生を終えられたのに，スクリーニング検査を受けたがために病気と診断されてしまうことを，過剰診断（overdiagnosis）といいます．

　過剰診断があることは，前立腺がん，甲状腺がん，乳がんなどで指摘されています．特定の病気のスクリーニング検査が導入されて以後，その病気と診断される人数が急に増えたにもかかわらず，その病気の死亡率が減らなければ，そのスクリーニング検査は有効とはいえず，問題を起こすことのない病気を余計に見つけているだけ（＝過剰診断）と推定されるからです．

　たとえ過剰診断されたとしても，予後が悪くないのなら問題はないではないかと考える人がいると思います．ですが，1つ問題があります．いったん診断されたら，薬や手術などの治療が行われることがほとんどで，治療には必ず，副作用や合

併症など，何らかのデメリットがあります．診断されてしまったからこそ，こうした害を被る可能性が出てくるのです．

column　がん検診の有効性評価

　がん検診を受けたほうがいい理由，言い換えればがん検診のメリットは，「早期発見→早期治療→命が助かる（延命できる）」と考えられます．ただし，より多くのがんを早期にみつけるだけでは，がん検診が「有効」であるとはいえません．

　その理由は3つあります．1つ目の理由は，仮に早期にがんを見つけたとしても，それは単に，いずれ見つかるがんを早めに（無症状のうちに）見つけているだけで，生命予後には無関係かもしれないからです（リードタイム・バイアス，図2-12）．

　2つ目の理由は，がん検診で見つかるがんは，進行するのが比較的ゆっくりながん（そのため生命予後もよい）であることが多いからです（レングス・バイアス，図2-13）．したがって，検診を導入した後に，5年生存率（生存割合）の数値が高くなったからといって，それだけでは，検診が有効であるという根拠にはなりません．

　そして3つ目の理由は，過剰診断バイアスです．

　がん検診が「有効」であるというためには，生存率（生存割合）の増加ではなく，死亡率減少効果が，ランダム化比較試験（8章）で証明される必要があります．

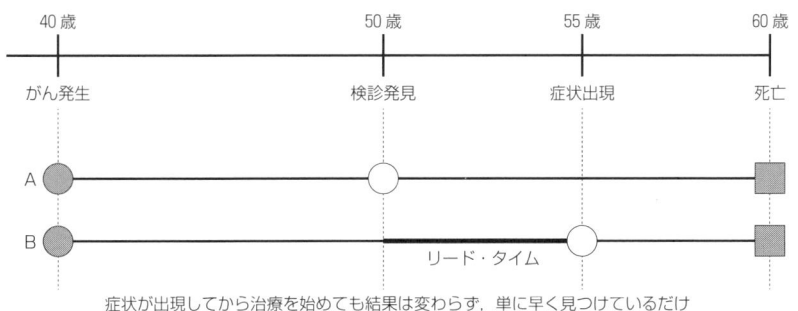

図2-12　リードタイム・バイアス

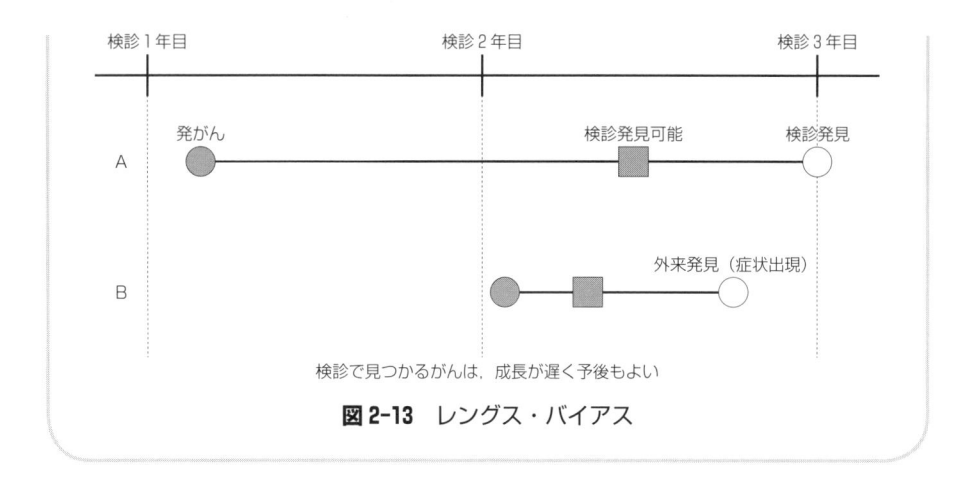

図2-13 レングス・バイアス

2-8 過剰診断の背景

　過剰診断には，さまざまなステークホルダー（利害関係者）がかかわっています．

　まず，医療機関は，検査をすればするほど収入が増えるため，スクリーニング検査を推進しようとします．特に人間ドックは，公的医療保険の範囲外（自由診療）ですので，診療報酬にしばられず自由に価格を決められるため，経営上大きなメリットがあります．リッチな内装で最新の設備を備えた高額の人間ドックは富裕層に人気で，最近では海外からわざわざ受けに来る人もいるほどです．人間ドックへの受診をきっかけに病気がわかり，引き続いて同じ病院で治療を受ける患者が増えれば，診療報酬も増えることが期待できます．

　スクリーニング検査に用いられる機器や検査キットを扱う企業も，スクリーニング検査を増やそうとします．検査の結果，病気が見つかり，薬物治療を必要とする患者が増えれば，医薬品企業も売り上げが増えます．

　医療専門職も，その多くがスクリーニング検査を推進しています．病気を早期発見すればするほど，相対的に軽症者が増えますので，治療成績が（見かけ上）よくなります．それは自分たちの努力の賜物ですし，患者のためになると考えます．患者から「おかげ様で助かりました」と言われることは，医療専門職のモチベーションにもつながります．

　さらに重要なのは，そもそも医療を受ける患者の側が，スクリーニング検査を受

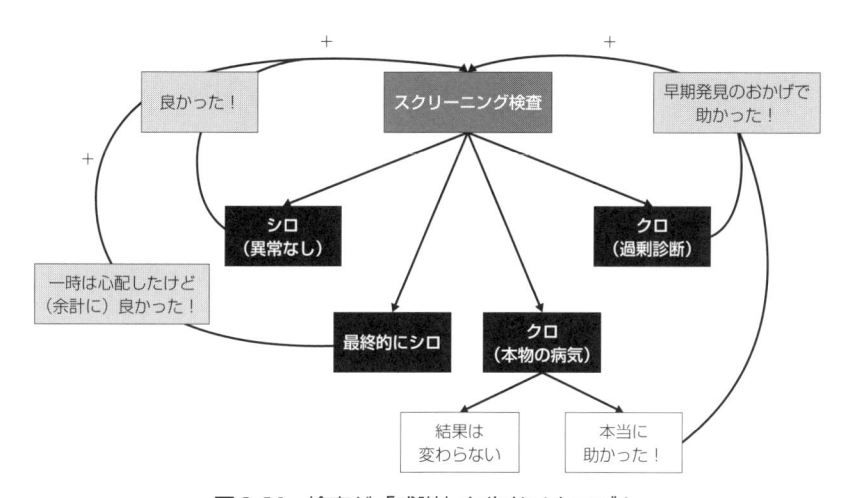

図 2-14　検査が「感謝」を生むメカニズム
(H. ギルバート・ウェルチ他 (2014) 過剰診断, 筑摩書房をもとに作成)

けたがっているという点です. その背景にあるのはもちろん, 病気に対する不安で
す.

　図 2-14 は, 患者がスクリーニング検査を受けたがる気持ちをまとめたもので
す. スクリーニング検査の結果, シロ, つまり異常が見つからなかった場合, 多く
の人は「良かった！」と思い, 検査を受けることによって安心できたのだから, と
検査に対してポジティブな気持ちを抱きます.

　右隣の「最終的にシロ」は, いったんは「精密検査が必要」などといわれ, 不安
な気持ちになりますが, 最終的には病気ではないことが判明した場合を指します.
このような場合, いったん不安になった分,「良かった！」という気持ちがいっそ
う強まります. そのため, 検査に対して悪い気持ちは残りません.

　その右の「クロ」, つまり病気が見つかった場合を考えてみましょう. 病気が見
つかった人の中には, スクリーニング検査で早期発見されることにより, 早期に治
療を開始でき, 命拾いする人がいると考えられます. そういう人は, 文字通り「早
期発見のおかげで助かった」わけですから, スクリーニング検査を受ける意味が
あったことになります. ここで注意しておきたいのは, たとえ病気が見つかって
も, その後の運命は同じ, つまり, スクリーニング検査で早く見つけても, 症状が
出てから病院に行っても, 結果は変わらない, という人もいるということです. で

すが，自分が「結果は変わらない」に属するのか「本当に助かった」に属するのかは，検査でクロであることが判明した時点では，自分はもちろん，診断する医者にもわかりません．

最後に，クロ（過剰診断）の場合もあります．過剰診断される人は，たいてい軽症で，その後の経過もよいことが多いので（放っておけば見つからないまま経過する），「早期発見のおかげで助かった」と誤解しがちです．そのためやはり，検査に対してポジティブな気持ちを抱きます．この場合も，診断された時点では，本当の病気なのか，過剰診断されたのかはわかりません．

まとめると，スクリーニング検査を受けた人は，結果がシロでもクロでも，検査に対してポジティブな気持ちを抱くと考えられます．そのため，自分もまた検査を受けようと思いますし，周囲にも検査を勧めます．こうした繰り返しが，スクリーニング検査をいっそう増やし，その結果として，過剰診断をいっそう増やしているメカニズムがあるのです．

過剰診断は確かに問題ですが，自分が過剰診断かどうかを事前に見分けることはできないため，単純に「スクリーニング検査を受けなければよい」あるいは「スクリーニング検査で病気とわかっても治療を受けなければよい」ということにはならず，難しい問題です．スクリーニング検査の有効性をきちんとした方法で評価し，本当にベネフィット（検査により病気が重症化せずに済む，延命できる）がリスク（検査やその後の治療のために害を被る）を上回ると考えられるのか，科学的な根拠（エビデンス）を明らかにすることが必要でしょう．

column　日本人間ドック学会の「基準範囲」

　日本人間ドック学会が 2014 年 4 月に公表した新しい「基準範囲」（表 2-6）は，マスコミでも多く取り上げられました．血圧値や血糖値など，よく見かける検査値の多くで，現行の基準値より緩めの値が示されたからです．例えば収縮期血圧値は下限 88〜上限 147（今の基準で「異常なし」と判定されるのは，下限なし〜上限 129），拡張期血圧値は下限 51〜上限 94（同，下限なし〜上限 84）です．例えば血圧値が 145/92 mmHg の人は，今の基準では「異常なし」と判定してもらえませんが，今回発表された基準範囲には収まっているとも読めます．

　同学会の説明によると，この「基準範囲」は以下の手順で求められました．2011 年に人間ドックを受診した約 150 万人のうち，過去にがんなどの病気にかかったことがない，病気の治療のために薬物を常用していない，喫煙していない，といったいくつかの条件をすべて満たす約 34 万人をピックアップし，さらにその中から，基本検査 9 項目のデータが極端に高かった人と低かった人の両方を除外して，その時点で「超健康人」と考えられる約 1 万 5,000 人の検査値を調べたのです．

　ここで気を付けないといけないのは，「逆は必ずしも真ならず」ということです．仮に「超健康人」の血圧値が 145/92 mmHg だったとしても，それは必ずしも，145/92 mmHg の人を「超健康人」と判定する根拠にはならないのです．なぜなら，今回の調査では，「超健康人」に判定された人とされなかった人との比較がなされていないため，超健康人に判定されなかった人の中にも 145/92 mmHg の人がいるかもしれません．ましてや，現在の血圧値が 145/92 mmHg だったとしても，「今後もずっと"超健康"である」ことの保証にはなりません．

表 2-6　日本人間ドック学会の「基準範囲」の例

	男性	女性	今の基準値
収縮期血圧（mmHg）		88〜147	〜129
拡張期血圧（mmHg）		51〜94	〜84
空腹時血糖（mg/dL）	83〜114	78〜106	〜99
総コレステロール（mg/dL）	151〜254	（30〜44 歳）145〜238 （45〜64 歳）163〜273 （65〜80 歳）175〜280	140〜199

注）「今の基準値」とは，日本人間ドック学会が定める基本項目で「異常なし」とされる範囲

（日本人間ドック学会の資料より抜粋して引用）

3章

患者②

SCENE 3

薬学生のミサコが，大学の先輩で薬剤師になったばかりのカオリと話しています．

ミサコ　「カオリ先輩，お仕事いかがですか？」

カオリ　「もう毎日，緊張の連続よ．患者さんに服薬指導するって難しいわ」

ミサコ　「服薬指導といっても薬の説明をするだけですよね」

カオリ　「とんでもない！限られた時間の中で要領よく説明するのは，とても難しいのよ．つい，あせって早口でしゃべってしまって，後で患者さんに『何のことかさっぱりわからなかった』と言われてガッカリしたことも1度や2度じゃないし……」

ミサコ　「先輩の説明が悪いんじゃなくて，患者さんの理解が悪いんじゃないですか？」

カオリ　「お薬を飲むのは患者さんなんだから，患者さんに私の説明がきちんと伝わっていないとしたら，それは私の説明の仕方に，伝わりにくい何かがあるのよ．患者さんはそれぞれ関心のあるところが違うから，1人の患者さんへの説明の仕方が，別の患者さんにも通用するわけでもないし……」

ミサコ　「ということは，個々の患者さんとのやり取りの中で，どんな説明をすればよいかを考えなきゃいけないんですね？」

カオリ　「そうよ．うちの薬局の店長は説明がとても上手で，どの患者さんも納得した様子で薬を受け取っているの．私も早くああいう説明ができるようにならなくちゃ．ミサコも実習に行ったら，先輩の説明の仕方をよく観察しておくといいわよ」

ミサコ　「そうですね．患者さんに聞かれて困らないように，薬の勉強もしなきゃ」

カオリ　「その通り！それでこそ私の後輩よ！」

3-1 患者の権利と義務：病人役割（sick role）

　2章で，患者とは「医療機関（病院・診療所）を受診し，医師（歯科医師）から病気やけがであると診断されて，医療専門職によるケアを受ける人」と定義しました．ある人が患者と呼ばれるようになると，それまでとどう変わるのでしょうか．

　米国の社会学者であるタルコット・パーソンズ（Talcott Parsons）は1950年代に，社会的役割の観点から患者を分析し，病人役割（sick role）という概念を提唱しました．病人役割は，患者であることの「権利」と「義務」に分けることができます．

　患者の権利としてまず挙げられるのは，他の活動（仕事，学校など）から免除される権利です．例えば，仕事や学校を休むのは，通常は望ましくない行動と考えられており，もし無断で休んだら，上司や先生から「不真面目だ」「サボっているのではないのか？」などと叱られます．しかし，その人が病気と診断されていれば，「サボっている」のではなく療養が目的であるとみなされ，ネガティブな反応はなくなり，むしろ，「ゆっくり休んで病気を治してね」といたわってもらえます．ですので，病気であることを公的に証明する医師の「診断書」が大きな意味を持つことになります．逆に，意図的に病気と偽って本来の義務から逃れたり，それにより経済的な利益を得たりする行為は詐病（さびょう）と呼ばれ，批判の対象となります．

　もう1つの権利は，病気になったことの責任を問われない権利です．病気になったのは自分が悪いわけではなく，仕方がないことなので，そのために責められることはありませんし，病気になった自分を卑下することもありません．

　患者の義務としてまず挙げられるのは，回復に努める義務です．かぜをひいているのに外で遊び回ったり，糖尿病なのに甘いお菓子を見境なく食べたりしていると，患者としての義務を果たしていないと見なされます．また，病気を治すため，医師（をはじめとする医療専門職）に援助を求め，その指示に従うことも，患者としての義務と考えられています．薬を指示された通りに飲まなかったり，無許可で勝手に退院したりするのは，よくないことと見なされます（表3-1）．実際には，患者が医師の指示を守らない，あるいは，守ろうとしても守れないこともあるのですが，それを医師に知られると「見放されるのではないか」という不安があるため，医師の前では「いい患者」を装っていることもあります．

表 3-1　病人役割

患者の権利	患者の義務
・行わなければならない活動から免除される権利：彼（彼女）が病気のために仕事や学校を休んでも，周囲はそれを咎めない． ・病気であることの責任を問われない権利：彼（彼女）が病気になったのは仕方がないと，周囲が認め，責任を負わせない．その前提には，意図的に病気になることはないという考えがある．逆に，意図的に病気と偽って義務から逃れたり経済的な利益を得たりする行為は，詐病と呼ばれて批判の対象となる．	・できるだけ早く回復することに努める義務：病気の状態は望ましくないのだから，無理をして仕事をしたり遊び回ったりしてはならない． ・医師に援助を求める義務：進んで医療サービスを受け，医師の指示に従って，回復に努めなければならない．

　一方，医師（医療専門職）にも権利と義務があります．医師は，患者の病気を診断・治療するために，患者の体に触れたり，患者の体に侵襲を加えたりすることが許されています．また，医師は診断・治療のために必要なら，患者のプライベートに踏み込んだ質問をします．そして，医学的な見地から，「あなたには手術が必要です」「あなたはもう退院してかまいません」などと判断をする権利があります．患者が「私はインフルエンザにかかったから薬をください」などと医師に指示することはできませんし，具合がよくなったと感じたからといって勝手に退院することはできません．

　その代わり，医療専門職は常に客観的で中立でなければならず，特定の患者をえこひいきしてはいけません．同時に，その専門性を，患者の診療のために用いなければなりません．自分の利益（お金や名声）のために患者にとって不利益になることをしてはならないのは当然です．診療で知り得た患者のプライバシーを，第三者に伝えることは法的にも許されません（守秘義務）（表3-2）．

　ただ，このような病人役割・医師役割が成り立たない場合もあります．例えば，糖尿病や関節リウマチなどの慢性疾患の患者は，長期間にわたって病気と付き合っていく（＝患者であり続ける）ことが一般的です．そのような場合，社会生活を犠牲にしてまで治療に専念することは，物理的にも経済的にも困難であり，むしろ両方をいかにバランスよく続けていき，病気の悪化を遅らせつつ生活するかが重要になってきます．命にかかわる重い病気のため仕事を続けるのは難しいと考えられていたがんも，最近では，治療にお金がかかることもあって，いかに治療と仕事を両

表 3-2 医師役割

医師の権利	医師の義務
・患者を診察する権利：彼（彼女）の病気を診断・治療するために，身体に侵襲を加えたり，個人的なことを尋ねたりすることが認められる． ・医療専門職としての権利：医療専門職として権威を有し，医学的判断を下すことが認められる．	・客観的で中立である義務：特定の患者をえこひいきしたり，道徳的な見地から患者を判断したりしてはならない． ・自己の専門性を患者のために用いる義務：専門家としての知識・技能を自らの利益追求のために用いてはならない．

立させるかが課題となっています．

　医療専門職が，ある人を「患者」と呼ぶということは，その人に「病人」というラベルを貼る，言い換えれば「病人」としての役割を与えることでもあります．医療専門職は患者に対して，病気の治療を最優先に考え，患者にもそう行動してほしい，そうするのが当たり前だと考えがちです．しかし，患者には患者なりの考え，希望，信念があり，それが医療専門職の考えと一致していないことや，さらには医療専門職が患者の希望に気づいていないこともあります．忙しい日常診療の中で患者の本音を汲み取るのは，それほど簡単なことではないでしょう．むしろ，多少の不自由や不快な気持ちを我慢してでも，病気の治療という本来の目的のため，医療専門職の指示に従っていると考える方が自然かもしれません．

3-2 患者と医療専門職との関係

　ある人を病気であると診断することができる（言い換えれば，「患者」にすることができる）のは，医師だけです．そのため医師は，医療専門職の中でも特別な権威を持っており，医療専門家のヒエラルキーの頂点に立っているといえます．そのため，患者と医療専門職との関係性に関する研究は，患者と医師との関係性を中心に扱ってきました．

　今から50年以上前，T.S. サス（Szasz）と M.H. ホランダー（Hollender）は，医師患者関係を次の3つに類型化しました（表 3-3）．

　1番目は「能動・受動」の関係です．医師は一方的に患者を診断・治療し，患者

column　患者と医療専門職の間にある壁：情報の非対称性

　情報の非対称性は本来，経済学で使われる言葉です．市場で商品を取引する際に，「売る側」はその商品に関する情報を多く持っているが，「買う側」は持っていないという場合に，情報の非対称性があるといいます．専門的な商品・サービス（家電，旅行パック，投資信託など）の売り手と買い手の間には，多かれ少なかれ情報の非対称性があります．

　情報の非対称性の例としてよく挙げられるのが，米国における中古車市場（低品質の中古車のことを俗語でレモンということから，レモン市場ともいう）です．中古車の買い手は，市場に出回る車に関する情報が乏しく，その品質を正しく判断できないために，思ったより品質の悪い中古車をつかまされるという残念な経験をすることがあります．そのため，中古車の購入価格を，（あらかじめ品質が悪いことを想定して）より安くしようと買い叩きます．その結果，高く売れる可能性が低いという理由で，市場には品質のよい中古車が出回らなくなり，余計に品質の悪い中古車ばかりになるという悪循環が起こります．

　患者と医療専門職の間にも，情報の非対称性があります．医療専門職は，（当然ながら）医学や薬学を含む医療分野について多くの知識と臨床経験を持っています．医師国家試験を受験するには大学の医学部を，薬剤師国家試験を受験するには大学の薬学部を卒業していること（＝6年間の教育を受け，決められた成績を修めて，卒業を認定されること）が必要条件です．さらに，国家資格を得て臨床現場に出た後も，現役でいる間はほぼ生涯にわたって知識と経験を蓄えます．

　一方，患者は，自分が病気にかかるまでは，その病気について十分な知識を持っていることはまれで，意識すらしたことがないという場合もめずらしくありません．検査や治療を受けるのは初めての経験で，なかには病院に入院するのも生まれて初めてという人もいます．つまり，医療専門職と患者とでは，持っている知識の量も質も大きく違っています．

　こうした非対称性があるため，患者は適切な医療専門職，医療機関を選ぶことが，なかなかうまくできません（だからこそ，かかりつけ医を持ち，かかりつけ医から適切な医療専門職，医療機関に紹介してもらうことのメリットが大きいと考えられています）．患者はまた，持っている情報量が格段に多い医療専門職の判断や指示に対して，たとえ疑問や不満があっても表に出しづらく，従わざるを得ないと感じて従属的になりがちです．このような態度が，いわゆる「お任せ医療」につながります．

　ただし，医療専門職と患者の間の情報の非対称性は，レモン市場とはやや異なります．その理由として大きいのは，公的医療保険制度です．日本では，ほとんどの医療専門職が保険診療を行っており，保険診療から外れる（自由診療だけを行う）医療専門職はごく少数（美容外科医など）しかいません．したがって，仮に診療報酬がベテラン医療専門職の技量に見合わないほど安かったとしても，市場（公的医療保険制度）から出て行くことは考えにくいため，結果として患者は，診療報酬という比較的安い価格で，技量の高い医療専門職のサービスを受けることができるのです．

表3-3 サスとホランダーによる医師患者関係の3類型

類　型	医師の役割	患者の役割	主な病気
能動・受動	何かを患者になす	受容者	麻酔時，昏睡状態など
指導・協力	患者に行動を指示する	協力者	急性感染症など
相互参加	患者自身が行動するのを助ける	同僚として参加する協同者	慢性疾患など

（中川輝彦，黒田浩一郎編著（2010）よくわかる医療社会学，p35，ミネルヴァ書房）

はそれを受け入れる関係です．例えば全身麻酔下で手術を行うとき，医師は自分の判断で患者の体にメスを入れます．患者は麻酔で眠っていますから，手術の途中に医師に話しかけたりすることはできません．

2番目は「指導・協力」の関係です．医師は患者に対して，「すぐに入院しなさい」，「この薬を飲みなさい」といった指示を与え，患者は進んでその指示に従います．指示に従えば病気からの回復が見込める場合（感染症など）は，この関係が多いと考えられます．

そして3番目は「相互参加」です．医師は患者に対して，病気の回復のために患者自身がうまく行動できるよう協力し，患者はその協力を得て行動するという関係です．この場合，医師はまるで，マラソンの伴走者のように振舞います．糖尿病や関節リウマチなどの慢性疾患では，このような関係になることが多いと考えられています．

これら3種類の医師患者関係のいずれにおいても，患者と医師の間には情報の非対称性が存在しますが，その程度は異なります．

サスとホランダーによるモデルの提唱後，1990年代に，米国の生命倫理学者，エゼキエル・エマニュエル（Ezekiel J. Emanuel）は，医師患者関係を，家父長モデル（paternalistic model），情報提供モデル（informative model），解釈モデル（interpretive model），協議モデル（deliberative model）の4つに類型化しました（表3-4）．

従来，医師患者関係は1番目の家父長モデルが一般的でした．前述の病人役割論にも家父長的な考え方が反映されています．患者と医療専門職（特に医師）の間には情報の非対称性がありますので，病気の診断・治療についてより多くの情報を持つ（ばかりでなく経験も豊富な）医師が，患者のためによいと考えられることを自

表 3-4　医師患者関係の４つのモデル

モデル	内　　容
家父長モデル（paternalistic model）	医師は患者のため，ケアに関する全ての意思決定を行う．
情報提供モデル（informative model）	医師は全ての情報を患者に提供し，患者が希望するケアを実行する．
解釈モデル（interpretive model）	医師は患者の価値観を明らかにして，患者に真に望まれるケアを実行する．
協議モデル（deliberative model）	医師は対話や議論を通じて患者と協議し，患者が選択したケアを実行する，必要があれば患者を説得する．

（Emanuel EJ., *et al.* (1992) *JAMA.*, 267, p2221-2226）

ら判断してそれを行い，患者は医師を信頼して任せるというのはわかりやすいモデルです．日本では医療に限らず，専門家の意向に素人が口をはさむことを慎む文化があるため，家父長モデルが受け入れられやすい面があります．素人が専門家を信頼してお任せすることにより，専門家が意気に感じて，いっそう能力を発揮するという面もありますので，素人は自分であれこれ考えるよりもお任せした方が最終的に得られる利益が大きいと判断し，あえてお任せするという選択もあるでしょう．

　家父長モデルの場合，治療の結果がよければ特に問題が生じることはなく，患者，医療専門職双方に満足します．逆に，病状がかえって悪化したり，思わぬ医療事故が起きてしまったりすると，患者は信頼を裏切られたと感じます．さらには「そんなことは聞いていなかった」という恨みの感情が生じ，関係が悪化することにもなりかねません．

　2番目の情報提供モデルは，治療の選択肢が複数ある場合によく当てはまります．日常診療では，医療専門職から患者への説明が行われていますし，説明の際に文書で情報提供することも増えています．情報提供モデルは，一見，患者の意向を尊重し，選択の自由を与えるよい方法のように見えますが，問題がないとはいえません．検査や治療の内容を形式的に説明するだけ（患者が同意することを前提とした説明であり，結局は医療専門職が決めた通りに行われる）では，家父長モデルとそれほど変わりません．逆に，医療専門職が情報を一方的に患者に伝え，患者（だけ）に判断をゆだねるのであれば，医療専門職としての責任を果たしたことにはなり

ません.

　3番目の解釈モデルや4番目の協議モデルでは，医療専門職から患者への働きかけだけではなく，患者からも医療専門職に対して，「自分の病気に対してどう考えて（＝解釈して）いるか」「医療専門職からどのようなケアを受けたいか」といった情報，言い換えれば，自分の価値観，好み，希望に関する情報を伝えます．つまり，医療専門職と患者の間で双方向のやりとりがあり，サスとホランダーのモデルでいうと相互参加モデルの考え方と共通する部分があります．慢性疾患の患者，長期療養が必要になる患者などでは，解釈モデルや協議モデルがより重要になってきます．

3-3 シェアード・ディシジョン・メーキング

　4番目の協議モデルの考え方で医療上の意思決定を行うことを，シェアード・ディシジョン・メーキング（shared decision making，共有意思決定）といいます．医療専門職と患者が情報を共有し，どんな治療を行うかについて合意を形成するためのステップを踏み，最終的に意思決定（ディシジョン・メーキング）に達するプロセスを指します（表3-5）．

　シェアード・ディシジョン・メーキングが注目されている理由は，医療専門職が患者に対して一方的に情報提供をしたり治療方針を決めたりしていたのでは，患者の理解や納得が得られないばかりか，肝心の治療効果も得られないということが，徐々に明らかになってきているからだと考えられます．例えば，営業職のサラリーマンのように，外出がちで決まった時間に昼食が取れない（ときには昼食をまったく取れないこともある）患者に対して昼食後に飲む薬を処方しても，薬をきちんと飲むことは期待できませんし，結果的に，薬が効くこともないでしょう．また，も

表3-5　シェアード・ディシジョン・メーキングの4条件

1.　少なくとも医療者と患者が参加すること
2.　医療者と患者が情報を共有すること
3.　医療者と患者が，希望する治療について合意を形成するステップを踏むこと
4.　医療者と患者が，実施する治療についての合意に達すること

(Charles C., *et al.* (1997) *Soc. Sci. Med.*, Vol.44(5), p681-692)

し患者に薬を飲む時間はあっても，「何のために薬を飲むのか」をきちんと理解していなければ，薬を飲むのを途中でやめたり，飲み方を間違えたりすることも出てくるでしょう．逆に，医療専門職が患者に治療の目的や薬の内容をよく説明した上で，どのくらいの治療効果を目標にするかを患者の希望を聞きながら相談して決めることができれば，患者が自発的に薬をきちんと飲むようになることが期待できます（必ずできるとは限りませんが）．

　シェアード・ディシジョン・メーキングの考え方は，家庭医療における患者中心の医療（patient-centered medicine）という概念にも取り入れられています（図3-1）．患者中心の医療は，以下の6段階で進められます．

① 疾患（disease）と病い（illness）の両方の経験を探る．

② 患者を全人的に理解する．

③ 共通の理解の基盤（問題，ゴール，役割）を見いだす．

④ 予防や健康増進の要素を取り入れる．

⑤ 患者・医師関係を強化する．

⑥ 現実的に考える．

　シェアード・ディシジョン・メーキングは，どの診療科にとっても大切なことですが，なかでも家庭医療では重視されています．きっと，家庭医療が行われる場

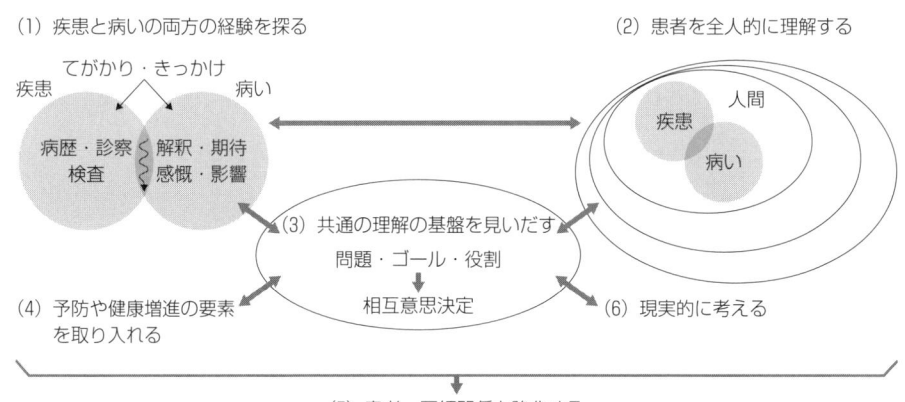

図 3-1　患者中心の医療の進め方

（Stewart M., Brown JB., *et al.* (2003) Patient-Centered Medicine: Transforming the Clinical Method-2ⁿᵈ Ed, Radcliffe Medical Press より一部改変）

が，病院（＝医療専門職が主役）ではなく家庭（＝患者や家族が主役）であること
が関係しているのでしょう．

3-4 患者の権利とインフォームド・コンセント

　患者は，医療専門職によるケアを購入する消費者としての側面も持っています．

　消費者の権利という概念は，1962年に米国のケネディ大統領が「消費者の利益
の保護に関する連邦会議の特別教書」で，「安全を求める権利」「知らされる権利」
「選ぶ権利」「意見が反映される権利」の4つを提唱したことがきっかけとなって発
展しました（表3-6）．その後，消費者団体の国際的組織であるCI（Consumer International, 国際消費者機構）は1982年に，消費者の「8つの権利」と「5つの責
任」を提唱しました（表3-7）．ここに書かれている消費者の権利と責任は，医療
にもおおよそ当てはまると考えられます．そのため，患者を含む，医療サービスの
受け手となる人のことを，医療消費者と呼ぶこともあります．

表3-6　消費者の利益の保護に関する特別教書（1962年）

1. 安全を求める権利
2. 知らされる権利
3. 選ぶ権利
4. 意見が反映される権利

表3-7　消費者の8つの権利と5つの責任

権　利	責　任
1. 生活のニーズが保障される権利	1. 批判的意識を持つ責任
2. 安全への権利	2. 主張し行動する責任
3. 情報を与えられる権利	3. 社会的弱者への配慮責任
4. 選択をする権利	4. 環境への配慮責任
5. 意見を聴かれる権利	5. 連帯する責任
6. 補償を受ける権利	
7. 消費者教育を受ける権利	
8. 健全な環境の中で働き生活する権利	

（国際消費者機構，1982）

表3-8　患者の権利に関する世界医師会リスボン宣言

1. 良質の医療を受ける権利
2. 選択の自由の権利
3. 自己決定の権利
4. 意識のない患者
5. 法的無能力の患者
6. 患者の意思に反する処置
7. 情報に対する権利
8. 守秘義務に対する権利
9. 健康教育を受ける権利
10. 尊厳に対する権利
11. 宗教的支援に対する権利

　ほぼ同時期にあたる1981年，世界医師会総会で「患者の権利に関する世界医師会リスボン宣言」が採択され，患者の権利を尊重して医療サービスを実施しなければならないという考え方が，日本にも紹介されるようになってきました（表3-8）．日本でも同じころに「患者の権利法をつくる会」が発足しています（ただし，「患者の権利法」という法律は日本にはまだありません）．

　患者の権利の中でも中心となる考え方は，インフォームド・コンセントです．インフォームド・コンセントとは，医療専門職（主に医師）が患者に対して，患者の病状や今後の治療方針について説明し，それを患者自身が理解した上で同意するという，一連のプロセスを指します．日本医師会の生命倫理懇談会の報告書（1990年）では，インフォームド・コンセントを「説明と同意」と訳しました．しかし，この表現は，医師が一方的に説明して，患者はそれに同意する（だけ）という印象を与えたせいか，あまり評判がよくなく，日本語として定着しませんでした．現在ではもっぱら，インフォームド・コンセントとカタカナ表記が用いられています．

　1997年の医療法改正で，「医師，歯科医師，薬剤師，看護師その他の医療の担い手は，医療を提供するに当たり，適切な説明を行い，医療を受ける者の理解を得るよう努めなければならない．」（第1条の4）と明記されました．これにより，インフォームド・コンセントが法的にも認められたとみなされています．現在では，インフォームド・コンセントは（少なくとも形式的には）医療現場にかなり定着しています．

column　カルテ開示

　患者の権利，なかでも患者の知る権利は，日本では，カルテ開示をめぐる議論と密接に結びついています．

　1990年代半ばごろまで，患者は，自分の病名や治療について書かれているにもかかわらず，自分のカルテを見ることができませんでした（カルテはそれを書く医師の備忘録と考えられており，直接患者に見せにくいようなことが書かれていることもありました）．そのため，医療訴訟の際に原告（患者・遺族）側は，法的に証拠保全の手続きを取るしか，自分のカルテを見ることができませんでした．さらに，証拠保全をしても，手書きのカルテから内容を読み取るのが難しい（字が汚い，略語や外国語を多用している，書かれていないことがある）という問題がありました．

　しかし，患者の権利意識の高まりに呼応する形で，一部の医師が自主的にカルテを患者に開示する取り組みをするようになり，1997年には厚生省（当時）が保険者に対して，医療費の記録であるレセプト（診療報酬明細書）を，被保険者本人（患者）や遺族の求めに応じて開示する旨の通知を出しました．現在では，患者が医療機関を受診したら，支払った自己負担に対する領収書（図3-2）を受け取るのが当たり前になりました．

　さらに同年，厚生省に「カルテ等の診療情報の活用に関する検討会」が設置され，1998年の報告書で，「診療情報の患者への提供は，医療や人権についての国民の意識が高まり，情報化の進展した今日の社会においては，不可避の要請であり，これを積極的に推進する必要がある」とされました．カルテ（診療録）開示の法制化については，「患者の知る権利や救済を特に重視して早期に開示請求権の法制化を行うべきであるとの意見がある一方，性急な法制化は医療現場の混乱を招き，よりよい医療の実現という本来目的が達せられなくなるとの意見もあった」とした上で，「検討会としては，医療の場における診療情報の提供を積極的に推進するべきであること，また，今日，個人情報の自己コントロールの要請がますます強くなり，行政機関に限らずあらゆる分野においてその保護対策の充実が図られていること等にかんがみると，法律上開示請求権及び開示義務を定めることには大きな意義があり，今後これを実現する方向で進むべきであると考える．」と前向きな方向性が示されました．

　こうした議論を経て，患者からの要請に応じて診療録を含む診療情報を開示することが患者の権利として認められ，徐々に一般的になっていきました．

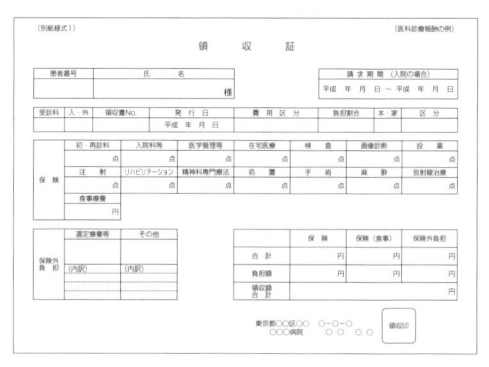

図3-2　患者に渡される領収書（2006年〜）

3-5 患者への説明

とはいえ，医療専門職が患者に"適切な説明"をすることは，たやすいことではありません．医療専門職にとってはごく当たり前の言葉でも，患者にとっては聞いたこともない言葉であることもめずらしくありません．2009年に国立国語研究所が『「病院の言葉」を分かりやすくする提案』を発表したことからもわかるように，患者にとっては「意味を理解する」ことすら難しいのが現状です．ときには，医療専門職が思いもよらないような誤解をしていることもあります（表3-9，表3-10）．

表3-9 病院で使う言葉の認知率と理解率の例

語番号	語	認知率(%)	理解率(%)	意味
1	悪性腫瘍	98.6	88.6	からだの中の細胞の一部が異常に増えてかたまりになったもののうち，場合によって命に危険が及ぶもの
2	悪性リンパ腫	92.5	64.6	人間のからだにある，リンパという大事な液体の成分の調整をおこなう細胞に発生した悪性のかたまり
3	イレウス	12.5	7.8	腸の一部が詰まって，食べ物やガスが通らなくなった状態
4	インスリン	95.2	79.6	膵臓で作られ，血糖を低下させるホルモンで，薬として糖尿病の治療に用いられるもの
5	院内感染	97.8	97.3	病院内で，細菌やウイルスによる病気にかかること
6	インフォームドコンセント	70.8	64.7	治療法などについて，医師から十分な説明を受け，患者が納得した上で，同意すること
7	インフルエンザ	99.8	81.5	インフルエンザウイルスによって起こる呼吸器の感染症
8	ウイルス	99.7	64.6	細菌より小さく，電子顕微鏡でないと見えない病原体
9	うっ血	86.4	75.1	血液の流れが悪くなり，からだの中で滞ってしまうこと
10	うつ病	99.5	96.4	極度に気分が沈み込み，食欲，意欲，興味などが低下したり，眠れなかったりする心の病気
11	壊死	92.6	90.3	病気やけがのために，からだの一部の組織や細胞が死ぬこと
12	エビデンス	23.6	8.5	病気にかかった人に実際に使って確かめられた，この医療内容がいいという証拠
13	炎症	98.4	77.4	からだを守るために，からだの一部が熱をもち，赤くはれたり痛んだりすること
14	黄だん	96.0	86.4	肝臓や血液の異常で皮膚や白目が黄色くなること

（国立国語研究所「病院の言葉」委員会）

表 3-10 意味の混同や混乱が多い言葉の例

言　葉	誤　解	誤解率
貧血	急に立ち上がったときに立ちくらみを起こしたり，長時間立っていたときにめまいがすること	67.6%
ショック	急な刺激を受けること	46.5%
川崎病	川崎市周辺で発生した公害病である	35.0%
合併症	偶然に起こる症状のこと	31.1%
ショック	びっくりすること	28.8%
コンプライアンス	医師が法令を守って治療すること	27.4%
対症療法	「タイショリョウホウ」と聞いて，「対処療法」だと思った	26.8%
化学療法	「カガクリョウホウ」と聞いて，「科学療法＝科学的な治療法」だと思った	18.9%

（国立国語研究所「病院の言葉」委員会）

　同研究所は，さまざまな言葉の認知度・理解度を調査した上で，対策として，次の3つを提案しました（図3-3）.

① 日常語で言い換える

　認知度が低く一般に知られていないので，できるだけ使わないようにする．使う場合は，日常語でわかりやすく言い換える．

② 明確に説明する

　認知度は高く一般的に知られているものの，理解度が低かったり，知識が不確かだったりするので，正しい意味を明確に説明する．

③ 重要で新しい概念を普及させる

　新しく登場した重要な概念については，一般に普及し定着するような工夫を施す．カタカナの長い言葉を用いるときは，簡潔な説明を加える．

　言葉を患者にわかりやすく，伝わりやすくすることは，インフォームド・コンセントの基本です．医療専門職が患者に伝える情報が，患者の意思決定に重要な，場合によっては唯一の手掛かりとなることもあるのですから．

　資料全体のわかりやすさを測定する指標として，SAM（Sustainability Assessment of Materials）が開発されています．内容や文章のわかりやすさだけでなく，図表やイラスト，レイアウトなどにも配慮されています．日本語版SAMの主な評価項目を表3-11に示しました．

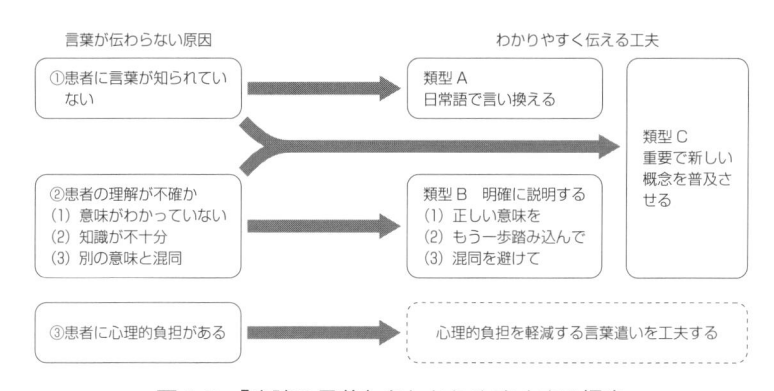

図3-3　「病院の言葉」をわかりやすくする提案
（国立国語研究所）

表3-11　日本語版 SAM の評価項目

1	内容	(a) 題名または緒言に文書の目的が書かれているか (b) 問題解決のために取るべき行動・活動が書かれているか (c) 不要な情報がないか / 情報量が多すぎないか (d) 知りたい情報が書かれているか (e) 文書の最後にまとめや要約があるか
2	わかりやすさ	(a) 文章が読みやすいか（リーダビリティ） (b) 語り口調・能動態で書かれているか (c) 語彙が難しすぎないか (d) 新しい情報の前に内容が提示されているか (e) 見出しやこれから書かれる内容の大枠についての簡単な説明（先行オーガナイザー）があるか
3	見やすさ	A　図表やイラスト (a) 表紙が親しみやすく，関心を引き，目的が明確か (b) 簡潔で読み手になじみがあるか (c) 重要なポイントだけを視覚的に表現しているか (d) 図表やイラストの意味や見方についての説明があるか (e) 図表やイラストの内容を示すタイトルがあるか B　レイアウトと活字 (a) レイアウト（一貫性，適度なスペース，ポイントの明示，色使い，図表やイラストと説明の位置，印刷の質）が適切か (b) 活字の大きさや種類が適切か (c) 情報が小さく分けられそれに見出しがついているか
4	読み手の認知感情面への配慮	(a) 情報が一方的に伝えられるのではなく，読み手が問題を解いたり質問に答えたりすることが求められているか (b) 望ましい行動パターン・モデルが示されているか (c) 読んで理解できる気，また，望ましい行動や活動が自分にできる気がするか (d) 読み手の不安感を過度に増していないか (e) 読み手を一人の人間として尊重する姿勢が感じられる表現か

（野呂幾久子（2009）東北大学博士学位論文より）

column　わかりやすい患者用説明書とは

　ある病院の PET/CT 検査の「患者用説明書」です（一部改変しています）. この説明書を読んで, 内容が理解できましたか. どんな点を改善すれば, よりわかりやすくなると思いますか. また, 説明する医療専門職は, どのような点を注意すべきでしょうか. 日本語版 SAM の評価項目も参考にしながら考えてください.

PET-CT 検査説明書及び同意書

PET-CT 検査内容と安全性
1. 放射性同位元素（18F）をつけた薬剤（FDG）を静脈注射し，約1時間の安静後全身撮影を行います．体内の糖代謝の状態をみることで，がん等の疾患を探す検査です．
2. 薬剤の副作用は，極めてまれに軽微なアレルギー反応があるといわれますが，重篤な副作用の報告はありません．
3. 1回の PET-CT 検査による被ばく線量により，放射線障害が発生する事はありません．

ご理解いただきたいこと
1. PET-CT 検査のみで診断が確定するものではありません．見つかりにくい腫瘍（1cm 以下）や転移病巣があり，他の検査との併用が必要になる場合があります．
2. 薬剤は良性疾患にも集積し，良性・悪性の判断が困難な場合があります．
3. 糖尿病の場合，病変の検出が困難になる場合があります
4. 他の検査・治療の影響で正確な検査結果が得られない場合があります．
   1) PET-CT 検査前1週間以内の胃・腸のバリウム検査
   2) PET-CT 検査前3週間以内の化学療法
   3) PET-CT 検査前3ヶ月以内の放射線治療

検査の注意事項
1. 妊娠中あるいは妊娠の可能性のある方，授乳中の方は検査ができない場合があります．主治医に必ず申し出てください．
2. 心臓ペースメーカー・植え込み型除細動器を装着されている方は，検査が出来ない場合があります．
3. 検査前日（検査前日が休日の時は，休日開始の前日）午後以降の検査キャンセルについては，薬剤費用（数万円程度）をご負担いただく場合があります．

検査に関する説明をしました．別紙にて問診した結果，検査(可・不可)と判断します．

病院名　　　　　　　　　　　　　　　　　　　　主治医名

私は，検査説明を受けて検査内容・注意事項に関して理解しましたので，
PET-C 検査を受けることに同意します．

署名年月日　　　　　年　　　月　　　日

患者氏名（署名）

4章

薬剤師

SCENE 4

薬学生のヒロムが，文学部の友人のチアキと話しています．

ヒロム 「買い物に行きたいんだけど，付き合ってくれない？」

チアキ 「いいけど，何を買うの？」

ヒロム 「スニーカー．最近，新しいモデルが出たんだよね」

チアキ 「欲しい物が決まっているのなら，わざわざお店に行かなくても，ネットで買えばいいのに．お店より値段が安いこともあるし，家まで届けてくれるから便利よ」

ヒロム 「ネット通販って大丈夫なの？」

チアキ 「いまどき何を言ってるの！洋服，本，ライブのチケット……．ネットで買えないものを探すほうが難しいわ．私は化粧品や痛み止めの薬もネットで買ってるわよ」

ヒロム 「えっ，薬も？どうやって薬を選ぶのさ？」

チアキ 「パッケージのかわいいやつ」

ヒロム 「あのね，痛み止めといってもいろんな種類があるんだから，どの薬が自分に合っているのか，お店で薬剤師にアドバイスしてもらったほうがいいんじゃないの？」

チアキ 「薬学生のあなたが言うんだからそうかもしれないけど……正直，そんなこと考えたこともなかったわ．ドラッグストアで薬剤師さんと話をしたこともないわよ．だいたい，誰が薬剤師かもわからないし」

ヒロム 「薬剤師はちゃんと『薬剤師』って名札に書いてあるんだよ．薬の専門家だから，いろいろ教えてくれるはずだよ」

チアキ 「そうなんだ．身近に詳しい人がいるのはありがたいわね」

4-1 医療専門職としての薬剤師

薬剤師は医師や看護師などと同じく，医療専門職（ヘルス・プロフェッショナル）です．国民のほとんどは薬剤師ではありませんので，薬についての専門的な知識・技能は持っていませんし，調剤もできません．薬の研究を専門にしている人であっても，薬剤師でなければ薬剤師としての業務はできません．それだけに，薬剤師は責任を持って，専門職としての責任を果たさなければなりません．

医療専門職は，一般の職業とは異なるいくつかの特徴があります．薬剤師を例に，医療専門職の特徴を挙げてみます．

① 薬に関する高度な知識と技能を持っている．

薬剤師になるには，大学の薬学部に入学し，6年間にわたって体系的な専門教育を受け，高度な知識と技能を獲得することが必要です．卒業して薬剤師になった後も，生涯にわたって研鑽を積むことが期待されています．

② 国から資格（免許）を付与されている．

薬剤師は，薬学部を卒業し，薬剤師国家試験に合格して免許を得なければ名乗ることができません．薬剤師としての業務は法律（薬剤師法）で定められており，「薬剤師は，調剤，医薬品の供給その他薬事衛生をつかさどることによつて，公衆衛生の向上及び増進に寄与し，もつて国民の健康な生活を確保するものとする」（薬剤師法第1条）と書かれています（表4-1）．

薬剤師の資格を持たない人が，薬剤師の業務を行うことはできません．薬剤師法（第28条の2）により薬剤師の氏名は公表されることになっており，インターネットで検索もできます（http://yakuzaishi.mhlw.go.jp/search/top.jsp）ので，有資格

表4-1 薬剤師法（抜粋）

第1条（任務）
　薬剤師は，調剤，医薬品の供給その他薬事衛生をつかさどることによつて，公衆衛生の向上及び増進に寄与し，もつて国民の健康な生活を確保するものとする．
第19条（調剤）
　薬剤師でない者は，販売又は授与の目的で調剤してはならない．
第20条（名称の使用制限）
　薬剤師でなければ，薬剤師又はこれにまぎらわしい名称を用いてはならない．
第29条（罰則）
　第19条の規定に違反した者（医師，歯科医師及び獣医師を除く）は，3年以下の懲役もしくは100万円以下の罰金に処し，又はこれを併科する．

者かどうかを簡単に確認できます.

③ 公共の福祉に貢献する.

　薬剤師には，自らの専門的な知識・技術を「世のため，人のため」に捧げるとい

薬剤師綱領

一、薬剤師は国から付託された資格に基づき、医薬品の製造、調剤、供給において、その固有の任務を遂行することにより、医療水準の向上に資することを本領とする。

一、薬剤師は広く薬事衛生をつかさどる専門職としてその職能を発揮し、国民の健康増進に寄与する社会的責務を担う。

一、薬剤師はその業務が人の生命健康にかかわることに深く思いを致し、絶えず薬学、医学の成果を吸収して、人類の福祉に貢献するよう努める。

日本薬剤師会

図 4-1　薬剤師綱領

薬剤師倫理規定

(日本薬剤師会理事会 昭和43年8月制定、平成9年10月全面改定)

前 文
　薬剤師は、国民の信託により、憲法及び法令に基づき、医療の担い手の一員として、人権の中で最も基本的な生命・健康の保持増進に寄与する責務を担っている。この責務の根底には医療への畏敬の念に発する倫理が存在するが、さらに、調剤をはじめ、医薬品の創製から、供給、適正な使用に至るまで、確固たる薬(やく)の倫理が求められる。
　薬剤師が人々の信頼に応え、医療の向上及び公共の福祉の増進に貢献し、薬剤師職能を全うするため、ここに薬剤師倫理規定を制定する。

- -

(任 務)
第1条　薬剤師は、個人の尊厳の保持と生命の尊重を旨とし、調剤をはじめ、医薬品の供給、その他薬事衛生をつかさどることによって公衆衛生の向上及び増進に寄与し、もって人々の健康な生活の確保に努める。

(良心と自律)
第2条　薬剤師は、常に自らを律し、良心と愛情をもって職能の発揮に努める。

(法令等の遵守)
第3条　薬剤師は、薬剤師法、薬事法、医療法、健康保険法、その他関連法規に精通し、これら法令等を遵守する。

(生涯研鑽)
第4条　薬剤師は、生涯にわたり高い知識と技能の水準を維持するよう積極的に研鑽するとともに、先人の業績を顕彰し、後進の育成に努める。

(最善尽力義務)
第5条　薬剤師は、医療の担い手として、常に同僚及び他の医療関係者と協力し、医療及び保健、福祉の向上に努め、患者の利益のため職能の最善を尽くす。

(医薬品の安全性等の確保)
第6条　薬剤師は、常に医薬品の品質、有効性及び安全性の確保に努める。また、医薬品が適正に使用されるよう、調剤及び医薬品の供給に当たり患者等に十分な説明を行う。

(地域医療への貢献)
第7条　薬剤師は、地域医療向上のための施策について、常に率先してその推進に努める。

(職能間の協調)
第8条　薬剤師は、広範にわたる薬剤師職能間の相互協調に努めるとともに、他の関係職能を持つ人々と協力して社会に貢献する。

(秘密の保持)
第9条　薬剤師は、職務上知り得た患者等の秘密を、正当な理由なく漏らさない。

(品位・信用等の維持)
第10条　薬剤師は、その職務遂行にあたって、品位と信用を損なう行為、信義にもとる行為及び医薬品の誤用を招き濫用を助長する行為をしない。

図 4-2　薬剤師倫理規定

う高い使命感と倫理感が求められます．民間企業に勤める一般的なサラリーマンと異なり，専門職には公共性が求められるのです．日本薬剤師会の「薬剤師綱領」や「薬剤師倫理規定」にも，この点が示されています（図4-1，図4-2）．

④ 自律的に行動する．

　薬剤師は，専門性が高いがゆえに，自分たちの行動について他人に指図されるのではなく，自ら律することが求められます．これをプロフェッショナル・オートノミーといいます．プロフェッショナル・オートノミーはこれまで，医師の職業規範との関連で議論されることが多かったのですが，医師以外の医療専門職でも同じことがいえます．医療専門職には，他から強制されずに自分たちの職務を全うする自由が与えられる代わりに，同僚による監視（ピア・レビュー）により質を担保する責任があります．

⑤ 職能団体を持っている．

　③や④とも関連しますが，薬剤師は職能団体をつくり，自分たちの行動規範を定めています．薬剤師の職能団体としては，日本薬剤師会と日本病院薬剤師会があります（ちなみに，医師の職能団体は日本医師会，看護師の職能団体は日本看護協会です）．全国単位の薬剤師会の傘下に地方薬剤師会もあります．ただし，薬剤師会への入会は強制ではありません．

4-2 薬剤師の養成

　医療サービスに対する需要が増えていることから，近年，養成される薬剤師の人数が増えています．2014年「医師・歯科医師・薬剤師調査」によると，2014年12月末現在の薬剤師数は28万8,151人で，前回調査（2012年）より約8,000人増加しました．人口10万人当たりの薬剤師数は226.7人で，1980年代後半に比べると約2倍に増加しています（図4-3）．ちなみに医師数は2014年12月末で31万1,205人（人口10万人当たり244.9人）です．

　薬剤師の養成に関しては，厚生労働省の検討会が2002年に需給予測を行い，医薬分業が進展しても薬剤師不足が生じることはなく，むしろ，新規薬剤師を20％程度減らすことが重要であるという見解を出していました（薬剤師問題検討会「薬剤師需給の予測について」2002年9月27日）．ところが，国の規制緩和政策で大学における学部の新設がしやすくなったことや，不景気のため就職に有利であると

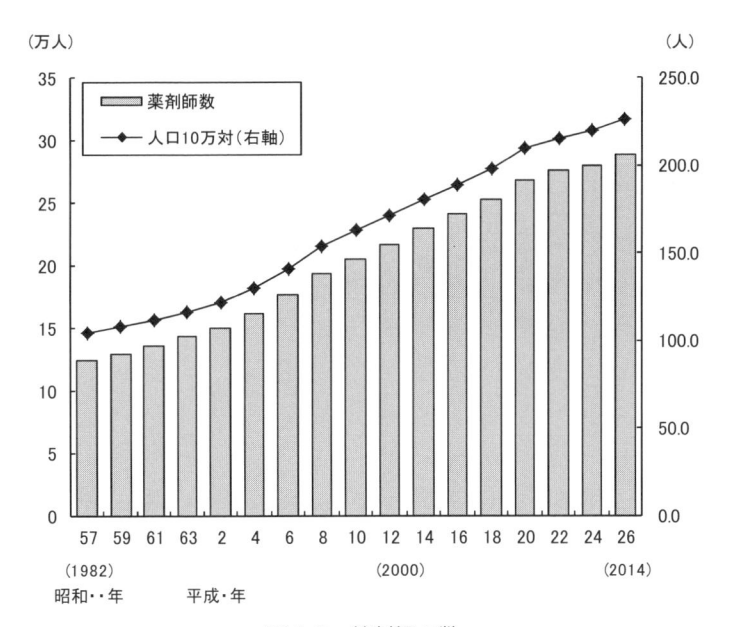

図 4-3 薬剤師の数
（厚生労働省（2014）医師・歯科医師・薬剤師調査）

される国家資格を取れる学部の人気が相対的に高まったこと，薬学部がいずれ4年制から6年制に移行するとの見方が強まってきたことなどから，2003年以降，薬学部の新設が相次ぎ，薬学部の定員が急増しました（図4-4）．それは"薬学部バブル"と呼んでもよいほどの勢いで，それまで長らく46校だった薬学部が，2008年には74校に増えました．

　薬学部は2006年度より4年制から6年制に移行しましたが，その初年度は，資格取得までこれまでより2年長くかかることへの不安やトータルでかかる学費が増えることなどを理由に，薬学部を受験する生徒は激減しました．定員が増えたのに受験生が減ったのですから，入試の難易度は下がり，新設校を中心に，定員割れを起こしたり，入試の偏差値が下がったりする大学が続出しました．その結果，以前に比べて学力の低い受験生を入学させることにつながりました．

　一部の薬学部で定員を減らすなどの対策が取られたため，総定員数は徐々に減少の傾向にありますが，せっかく入学してもストレート（6年）で卒業できない学生や，薬剤師国家試験に合格できない学生が出てきているのが現状です．一部の難関

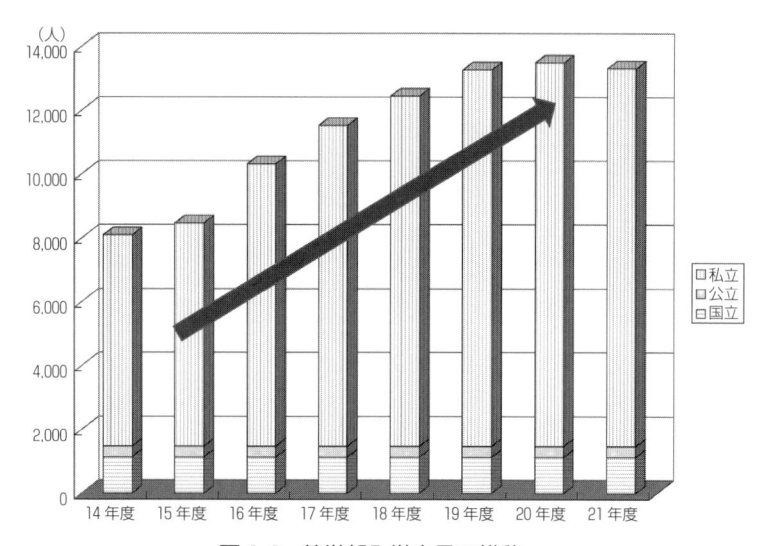

図 4-4　薬学部入学定員の推移
（文部科学省，薬学系人材養成の在り方に関する検討会資料）

大学と，そうでない大学とに二極化が起きているともいえます．

　2009 年に文部科学省に新たに設置された「薬学系人材養成の在り方に関する検討会」では，このままでは薬学教育全体の評価を下げ，ひいては医療の質の低下につながる恐れがあるとして，いくつかの大学に対してヒアリングなどを行い，受験方法（AO 入試，受験科目等）や入学定員について各大学で自主的に検討するよう求めました．ただしこの問題は，大学経営に直結（受験科目を増やす→受験生が減る→受験料収入が減る，定員を減らす→入学者が減る→学費収入が減る）するため，なかなか難しい問題です．

　今後も，長野県（新潟薬科大学），山口県（山口東京理科大学），和歌山県（和歌山県立医科大学）でも薬学部の新設が計画されています（2016 年時点）．いずれも地方大学なのは，地域医療に携わる人材の養成が切実に求められていると同時に，地元の活性化や人口流出の歯止めになることが期待されているからです．ただし，地方の大学に進学した学生が，卒業後もその場所にとどまって就職するとは限りません．医療専門職の遍在は，薬剤師に限らず大きな問題です．

4-3 薬剤師の進路

薬学部を卒業し，めでたく薬剤師国家試験に合格すれば，晴れて薬剤師になります．薬剤師の主な就職先には，医療機関（病院・診療所），薬局，一般企業（製薬企業など），行政機関などがあります．

近年，医療機関（病院・診療所）への就職がそれほど増えていないのに対し，薬局への就職は急増しています（図4-5）．1990年ごろは，薬局で働いている薬剤師は5万人程度だったのに，2012年にはその3倍の15万人を超え，今や，薬剤師として働く人の半数以上が薬局で働いています．病院や診療所で働いている薬剤師も増えてはいますが，増え方はわずかです．この背景には，医薬分業の進展に伴って薬局が増え，積極的に薬剤師を採用していることがあります．ただし，今後もこの調子で増え続けるかどうかはわかりません．逆に，薬剤師の仕事の幅が今より広がれば，従来にはなかった就職先が出てくる可能性もあるでしょう．

厚労省の研究班は2013年に，薬剤師の需給予測について報告書を公表しました．それによると，一定の仮定を置いてはいますが，2020年代前半には需給総数を供給総数が上回り，薬剤師が過剰になると予測しています（図4-6）．報告書では「薬剤師の過不足が直ちに問題になるとは考えにくい」としているものの，長期

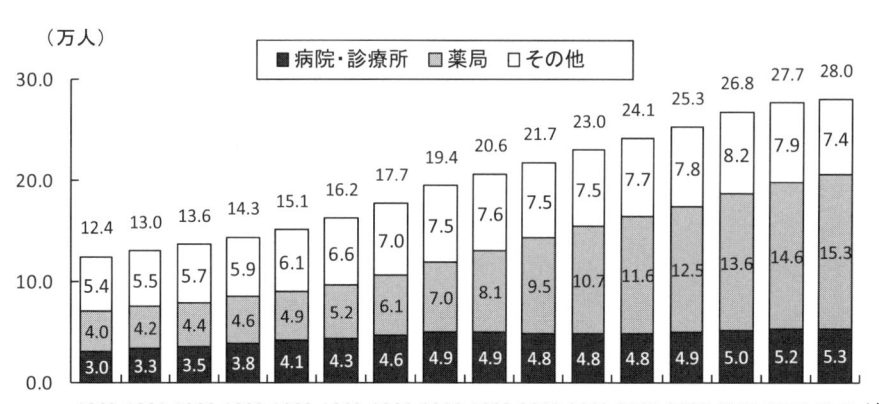

*その他には無職・不詳を含む．

図4-5　薬剤師数の従事先別推移
（厚生労働省，医師・歯科医師・薬剤師調査をもとに作成）

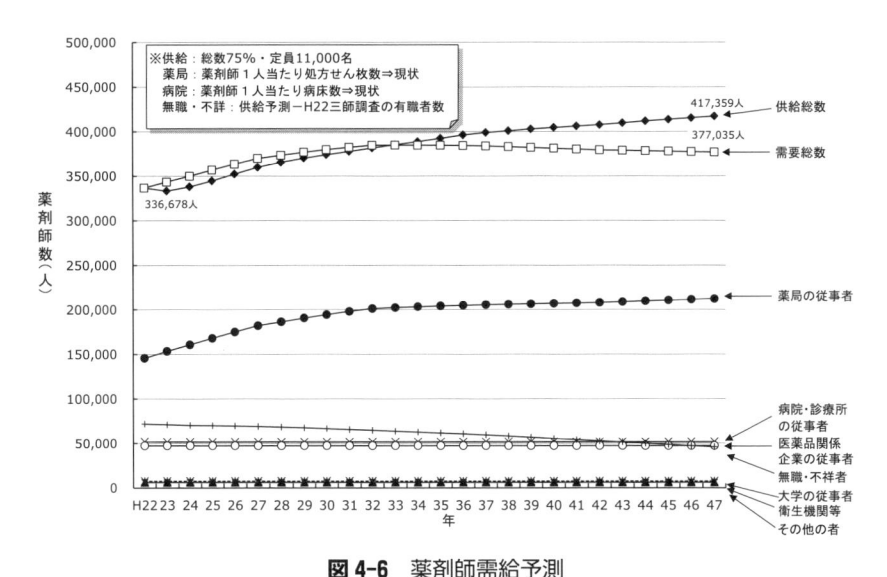

図4-6 薬剤師需給予測
（厚生労働省，望月班（2013）薬剤師需給動向の予測に関する研究）

的には「現在の薬剤師供給と需要が維持されたとしても，国や自治体の再就職支援，経済状況の変化，6年制薬剤師の意識の変化などによる未就職者減少，就職率の向上などが継続していくと仮定した場合には，10年単位で考えると，今後薬剤師が過剰になるという予測を否定できるものはない」と，慎重な見方をしています．昔は，薬剤師の免許を取得して薬剤師として働きはじめても，結婚・出産をきっかけに退職して家庭に入る人（主に女性）がいましたが，女性の社会進出が進んだことや，6年制という高いハードルを超えて薬剤師になったことなどから，ずっと仕事を続ける人が増えると考えられます．

4-4 チーム医療と薬剤師

　薬剤師に限らず，医療専門職は，それぞれが高い専門性を持っています．そこで，互いの専門的な知識や技術を持ち寄って，患者によりよい治療やケアを提供しようという考え方（チーム医療）が広がってきています．

　チーム医療が注目されるようになった背景として最も大きいのは人口の高齢化です（1章）．高齢者が増えるということは，何らかの病気になり，医療サービスを

必要とする人が増えるということです．しかも，慢性疾患を患う人が多いので，長期にわたって継続的な治療やケアが必要になります．この傾向は今後いっそう顕著となり，患者数も増える見込みです．

　つまり，これまでは急性疾患（感染症，けがなど）中心でしたが，慢性疾患（生活習慣病，がんなど）が中心になると，看護師，薬剤師，理学療法士・作業療法士，検査技師など，さまざまな医療専門職が協力する必要性が増してきたのです．医療専門職に加えて，介護の専門家，行政の専門家，さらには患者・家族も交えたチームが必要になってきます．

　チーム医療が広がる直接の引き金となったのは，医師不足，そして医師の遍在です．日本医師会勤務医委員会の答申（2010 年 3 月）によれば，医師不足が表面化したのは，2004 年の「医師の名義貸し事件」でした．当時，全国の 25％，北海道，東北地方では 48％ もの病院が医師の定数を満たしていませんでしたが，定数を満たさない病院は診療報酬上の入院基本料が減額される仕組みのため，病院側は医師の名義を借りて定数をごまかしていたのです．

　さらに，2004 年に導入された新医師臨床研修制度が，医師不足に拍車をかけました．この制度により，医学部を卒業して医師国家資格を得た医師は，2 年間，病院で臨床研修を受けることが義務化されたのですが，人気のある都会の臨床研修病院に研修医が集中し，大学病院，特に地方の大学病院で研修を受ける若手医師が減ってしまいました．そのため大学病院は，診療・研究を維持するために医師を確保する必要があり，周辺の病院に派遣していた医師を呼び戻しました．その結果，地域の病院から医師がいなくなり，診療科が閉鎖されるなどの事態に至りました．

　医師不足はすぐには解消できないので，地域医療を維持するためにも，他の医療専門職がそれぞれできることを分担する必要に迫られました．2008 年に厚労省がまとめた「安心と希望の医療確保ビジョン」では，チーム医療が政策として掲げられ，医師と薬剤師の協働について「医療機関に勤務する薬剤師がチーム医療の担い手として活動するために，病棟等での薬剤管理や，医師・看護師と患者・家族の間に立ち服薬指導を行うなどの業務の普及に努める」「医薬品の安全性確保や質の高い薬物療法への参画を通じ医師等の負担軽減に貢献する」などと記載されました．このビジョンを受けて厚労省に検討会が設置され，検討会の報告書を土台として，2010 年 3 月に「チーム医療の推進について」（医政局長通知）が出されました．通知には，薬剤師を積極的に活用することが可能な業務として，医師への処方提案や

副作用モニタリングなどが具体的に列挙されています（表4-2）.

　ここに挙げられた業務はいずれも，薬剤師業務の今後の方向性を示すものであり，入院患者の持参薬の管理や副作用のモニタリングなど，既に実現しているものも少なくありません．チーム医療が今後いっそう進むことは間違いなく，薬剤師も医療チームの一員として，他の医療専門職との協働を心がけていく必要があります．薬剤師が調剤室の中だけで仕事をしていた時代はもう終わったのです.

column　医学部の定員増

　医師不足が社会問題になったことから，国は既存の医学部の定員を増やしてきました（図4-7）．地域遍在の解消をめざし，同じ県内の出身者を優遇する「地域枠」を設けたり，卒業後に県内の医療機関に就職することを勧めたりすることも行われています.

　2016年度には，1979年の琉球大医学部以来，37年ぶりに，東北医科薬科大学に医学部が誕生しました．2017年度には，国家戦略特区事業として，国際医療福祉大学に医学部が新設されます.

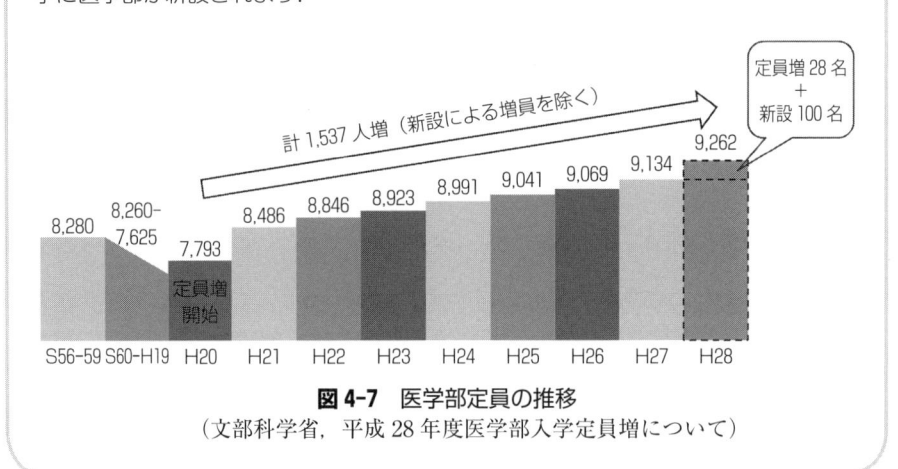

図4-7　医学部定員の推移
（文部科学省，平成28年度医学部入学定員増について）

表4-2　薬剤師とチーム医療

薬剤師を積極的に活用することが可能な業務
1.　薬の種類・投与量・投与方法・投与期間の変更
2.　医師への処方提案
3.　患者の薬学的管理（副作用把握，服薬指導）
4.　副作用モニタリング
5.　医師への同一処方の提案
6.　外来化学療法患者の薬学的管理
7.　入院患者の薬学的管理（持参薬）
8.　分割調剤
9.　抗癌剤の無菌製剤

（厚生労働省医政局長通知，医療スタッフの協働・連携によるチーム医療の推進について，平成22年4月30日）

4-5 医薬分業と敷地問題

　薬剤師と医師とのチーム医療を考える上で，基本となるのが「医薬分業」です．

　医薬分業とは，医師と薬剤師がそれぞれの専門性を尊重し，対等な立場で薬物療法を行うことです．医師は患者の病気を診断し，治療のために適切な薬を処方します．そして薬剤師は，医師が処方した薬のリスト（処方箋）をチェックした上で調剤します．この2つがそろってはじめて，患者に薬が手渡され，治療ができるわけです．薬剤師には，処方箋に疑わしい点があるときは，医師に問い合わせて確認することが義務付けられています（薬剤師法第24条）．この確認作業のことを疑義照会といい，疑義照会の結果，医師の処方が変更されることもあります（表4-3）．

　国が医薬分業を推し進めてきたこともあり（診療報酬で処方箋料を引き上げるなど，医師が処方箋を出すように経済的なインセンティブを付けた），現在，医薬分業率は7割程度まで高まっています（図4-8）．

　薬剤師にとって医薬分業は，薬の専門職として当然のことです．薬剤師は医師とは独立した立場で処方箋をチェックすべきという考え方から，医師は患者に対して，特定の薬局に患者を誘導することはできませんし，特定の薬局に患者を誘導することの見返りに薬局から金品などを受け取ることはできません（保険医療機関及び保険医療養担当規則第19条の3）．一方，薬局は医療機関と一体的な構造，あるいは一体的な経営を行ってはならないことになっています（保険薬局及び保険薬剤

表 4-3 「医薬分業」はチーム医療の第 1 歩

医師：患者の病気を診断し適切な薬を処方する
・医師法第 22 条
　医師は，患者に対し治療上薬剤を調剤して投与する必要があると認めた場合には，患者又は現にその看護に当っている者に対して，処方せんを交付しなければならない．
薬剤師：医師が処方した薬を調剤して患者に渡す
・薬剤師法第 19 条
　薬剤師でない者は，販売又は授与の目的で調剤してはならない．
・薬剤師法第 24 条
　薬剤師は，処方せん中に疑わしい点があるときは，その処方せんを交付した医師，歯科医師又は獣医師に問い合わせて，その疑わしい点を確かめた後でなければ，これによって調剤してはならない．

薬剤師が医師の処方箋をチェックすることにより，より有効で安全な薬物治療が実現する（はず）
・「患者の病態に合った薬が処方されているか」「薬の用法・用量は正しいか」「他の薬との飲み合わせ（併用禁忌）はないか」「保険適応外の薬が処方されていないか」

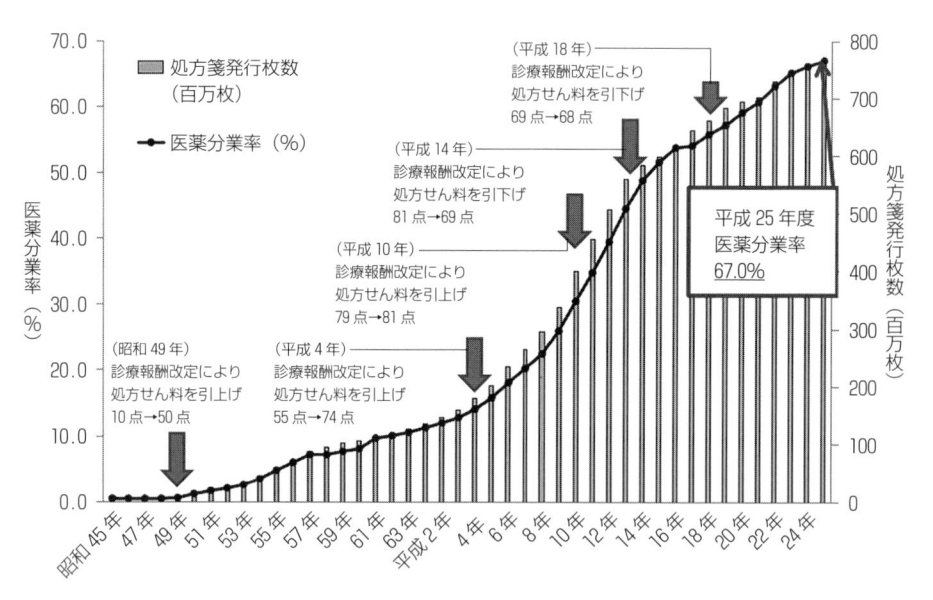

図 4-8　医薬分業率の推移
（健康保険組合連合会，医薬分業について）

師療養担当規則第2条の3）. これまでは, この規制の解釈として, 医療機関と薬局は, 同じ敷地内にあってはいけないことになっていました（門前薬局は, 病院の近くではあっても, 病院と同じ場所ではなく, 道路を隔てるなど別の場所にあります）.

　しかし, こうした規制を設けていることの意味が, 患者に十分に伝わっていない面がありました. 患者にしてみれば, 医療機関で診察を受けて処方箋をもらい, それをわざわざ別の薬局に持参して薬をもらうというのは"二度手間"のように感じ, メリットが感じられません. ただでさえ医療機関で待たされるのに, その上薬局でも待たされるのがイヤという声も根強くあります.

　政府の規制改革会議は2015年3月に, 医療機関と薬局の構造上の分離をテーマに公開ディスカッションを行いました. 内閣府は議論の参考にするため, 15歳以上の一般男女計1,036人を対象にしたアンケートの結果を公表しました. それによると,「医薬分業」という言葉を知っていると答えた人は45.5％と半数以下で, また, 薬局で薬を受け取るときに, 薬代とは別に, 薬剤師による説明などのサービスに料金（診療報酬）がかかっていることを知っていると答えた人も47.8％と半数以下にとどまっていました. 医師と薬剤師がそれぞれの専門知識を生かして診療や調剤をするために, 医療機関と薬局の建物が離れている方が望ましいという考えに対しては,「そう思う」(31.4％),「そう思わない」(28.9％) がほぼ拮抗していました. 公開ディスカッションを経て, 同年6月, 第3次規制改革案が答申され, 病院の敷地内に薬局をつくる規制緩和が行われる方向になりました.

　この問題に関しては, いくつかの論点があり, 簡単には結論付けられません. 以下に列挙してみます.

① 独立性

構造上の分離には意味があるという立場（以下, OK）：薬局（薬剤師）は, 医師とは独立した立場で処方箋をチェックし, 不明な点があれば疑義照会する義務もある. 独立した立場を貫くためには, 構造的に離れていること（＝別の敷地, 別の建物）も必要だ.

構造上の分離には疑問を感じるという立場（以下, Q）：構造的に離れていなくても, 医療機関と薬局が経営を独立させることは可能. 病院内に入っているレストランや売店でも, 経営は病院とは別で, 病院に家賃を払ってテナントとして入っているところがある.

② 利便性

OK：病院でもらった処方箋をその病院の「門前薬局」に持っていくのではなく，自宅近くに「かかりつけ薬局」を持ち，どの医療機関からの処方箋でも「かかりつけ薬局」にまとめる方が，重複処方の防止や相互作用のチェックができるメリットがある．

Q ：「かかりつけ薬局」の意義は理解できるが，現実には，いわゆる「門前薬局」を利用している患者が多い．処方箋を持った患者が別の敷地，建物にある薬局にわざわざ行かなければならないのは不便．同じ敷地内にある薬局で「ワンストップサービス」を受ける方が便利で待ち時間も少なくなるはず．

③ 安全性

OK：薬剤師が構造的にも離れた場所で独立してチェックすることにより，重複処方の防止や相互作用のチェックが徹底され，安全性がより高まる．患者が複数の医療機関を受診している場合，院内調剤だと他の医療機関でどんな薬が出されているのかの確認がしにくくなる．

Q ：薬剤師が処方箋をチェックすることは，院外処方にしなくてもできる（院内の薬剤師が行えばよい）．本来，薬の安全性は，薬局が構造上分離しているかどうかにかかわらず，確保されなければならないはず．複数の医療機関にかかっている場合でも，患者の「おくすり手帳」を見れば重複処方の確認はできるので問題はない．

④ 経済性

OK：薬剤師が患者の薬を管理したり，薬の説明をしたりするのは，まさに薬剤師の専門性を生かしたサービスであり，そのために費用（診療報酬）がかかるのは当然．薬剤師がかかわることで，先発医薬品から安価な後発医薬品に変更を促すなど，薬剤費を減らせる効果もある．

Q ：現状では，院外処方にすると院内処方より診療報酬が高くつき，患者の自己負担額も増える（薬剤服用歴管理指導料など薬局でしか算定できない診療報酬がある）．医薬分業を推進するため，薬局にこうした診療報酬上のインセンティブが付けられてきたが，同じ薬をもらうのに，院外の薬局では自己負担金が高くつくのは患者にとって理解が難しい．薬剤師は飲み合わせのチェックや副作用の説明をしているというが，価格（診療報酬）に見合うサービスを受けていると患者に実感してもらえていない．

　こうした経緯を経て，2016 年 1 月 27 日に開催された中央社会保険医療協議会（中医協）で，「保険薬局の構造規制の見直し等について（案）」が公表され，以下の提案がなされました．

○ 保険薬局の独立性と患者の利便性の向上の両立を図る観点から，現在の「一体的な構造」の解釈を改め，公道等を介することを一律に求める運用を改めることにしてはどうか（「平成 8 年 3 月 8 日付保険発第 22 号」の改正）．

○ ただし，その場合であっても，保険薬局の独立性の確保のため，保険医療機関の建物内に保険薬局がある形態や，両者が専用通路等で接続されている形態については，引き続き，認めないこととしてはどうか．

○ また，公道等を介さずに行き来する形態であっても，
　　・保険薬局の存在や出入口を公道等から容易に確認できないもの
　　・保険医療機関の休診日に，公道等から保険薬局に行き来できなくなるもの
　　・実際には，当該医療機関を受診した患者の来局しか想定できないもの
　　等は認めないこととしてはどうか（現地の実態を踏まえ，地方社会保険医療協議会において検討し，地方厚生局で判断）．

○ 保険薬局の経営上の独立性を確保するため，保険薬局の指定の更新時に，不動産の賃貸借関係書類や経営に関する書類など，「一体的な経営」に当たらないことを証明する書類の提出を求めることとしてはどうか．

○ なお，これらの見直しについては，円滑な施行のため，一定の周知期間を設けることとしてはどうか．

　結局，条件付きではありますが，同一敷地内に保険薬局をつくることが認められることになり，2016 年 10 月から施行されることになりました．この規制緩和により，病院と薬局の関係に変化が生じるかどうか（病院の医師・薬剤師と薬局の薬剤師との間の交流が深まる，薬局経営が今まで以上に従属的になる，など），注意深く見ていく必要があると思います．患者にとっては，わざわざ道路を横切って薬局に行く必要がなくなるため，利便性が多少は改善されることが期待されますが，かかりつけ薬局の普及・定着にはかえってマイナスではないかとの声も出てきそうです．

4-6 かかりつけ薬局と薬局ビジョン

　現在は，病院や診療所で診察を受け，処方箋をもらった患者は，いわゆる門前薬局に処方箋を持参し，調剤を受けることが多いです．日本薬剤師会では以前から，「かかりつけ薬局」を持とうと呼びかけていますが，その割には「かかりつけ薬局」を持っている人はそれほど多くありません．日本調剤が2016年に実施した調査によれば，「かかりつけ薬局」について「見た（聞いた）ことがない」人が4割に及び，「持っていない」人も6割近くいました．もっとも，年齢が上になるほど，かかりつけ薬局を持っている割合が増えており，70歳以上の女性に限ると，56.0%に達しています（図4-9）．

　「かかりつけ医」が必要であるように，「かかりつけ薬局」を持つことにはメリットがあります．特に，複数の医療機関を受診している場合は，薬を1か所でまとめて管理することにより，重複処方や相互作用をチェックすることができます．いつも同じ薬剤師が対応することにより，患者との信頼関係が深まり，患者にとっては医師以外にもう1人自分の健康について相談する専門家が増えることになります．

　厚労省は2015年10月に「患者のための薬局ビジョン」を公表し，国として「かかりつけ薬局」を推進する方針を明らかにしました．このビジョンによると，薬剤師の業務は今後，薬剤調製などの「対物」中心から服薬指導や処方提案といった「対人」中心へと変わっていくことになります．

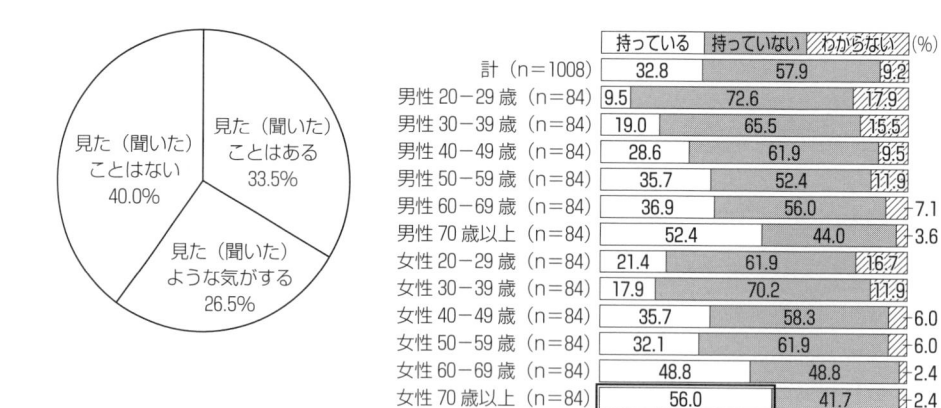

図4-9　かかりつけ薬局の認知度と保有状況
（日本調剤㈱（2016）「薬局，かかりつけ薬局に対する生活者の認知・意識」調査）

　報告書では，かかりつけ薬剤師・薬局が持つべき主要な機能は，

・服薬情報の一元的・継続的な把握とそれに基づく薬学的管理・指導

・24 時間対応・在宅対応

・かかりつけ医をはじめとした医療機関等との連携強化

の 3 点であり，さらに，患者のニーズに応じて，健康サポート機能や高度薬学管理機能（がん，HIV，難病など）を持たせることとしています（図 4-10）.

　厚労省は，2016 年 1 月 27 日開催の中央社会保険医療協議会（中医協）で，2016年度の診療報酬改定の個別改定項目についての方針（たたき台）を示し，「かかりつけ薬剤師・薬局」に関して診療報酬を新設することを提案しました. 中医協での議論を経て，2016 年度から，かかりつけ薬剤師に対して，「かかりつけ薬剤師指導料」（70 点）および「かかりつけ薬剤師包括管理料」（270 点）が認められることになりました.

　「かかりつけ薬剤師」は，一定以上の経験（3 年以上の薬局勤務経験，週 32 時間

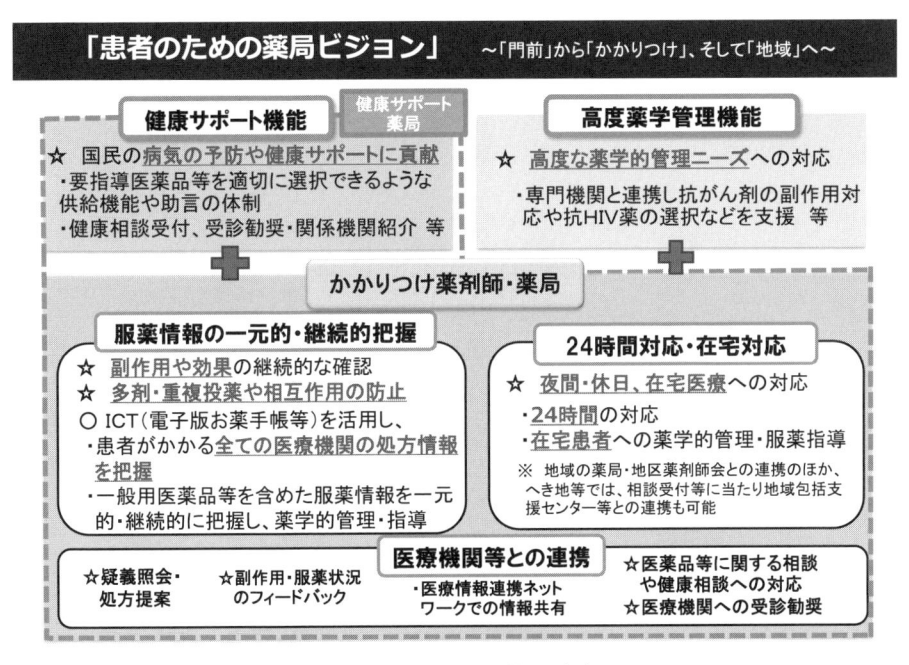

図 4-10　患者のための薬局ビジョン
（厚生労働省，患者のための薬局ビジョン概要）

以上勤務，薬局に6か月以上在籍）があり，研修を受けて認定を取得している薬剤師が，患者の同意を得た上で「かかりつけ薬剤師」として服薬指導をすることで，通常より高い診療報酬を算定できるというものです．診療報酬を算定する際は，

・患者が使用している薬の情報を一元的・継続的に把握する．

・調剤した薬の説明や指導は，決まったかかりつけ薬剤師が行う．

・おくすり手帳に調剤した薬の情報を記入する．

・処方した医師との連携を図る．

・薬局の開局時間内 / 時間外を問わず，問い合わせに応じる（緊急時の24時間対応）．

・調剤した後も必要に応じて連絡する（重要な情報を入手した場合など）．

・残薬の整理を手伝う．

・同意を得た次の来局から「かかりつけ薬剤師指導料」を算定する．

について患者に説明し，文書で同意を得るというプロセスが必要になります．今後，「かかりつけ薬剤師」が普及していくかどうかが注目されています．

5章

医療制度・医療の質

SCENE 5

薬学生のサトコが，商社に勤務する父親と話しています．

サトコ　「お父さん，何だか疲れてない？」

父　「仕事のストレスがたまっているせいか，よく眠れないんだよ．しばらく前から腰も痛いし，目もしょぼしょぼするし．困ったな」

サトコ　「お医者さんに診てもらったら？」

父　「そうだな．でもこういう場合は何科に行けばいいんだ？」

サトコ　「とりあえず内科じゃないの？」

父　「不眠は内科で診てくれるかもしれないけど，腰痛は整形外科，目は眼科だろ……」

サトコ　「確かに，どこに行けばいいかって難しいわね．みんながすぐ大きな病院に行きたがるのもわかるわ」

父　「昔，ロンドンに単身赴任していたときは，家庭医の先生のところに行けば何でも診てくれたから安心だったよ．しかも無料だし」

サトコ　「えっ，そうだったの？医療制度って国によって違うの？」

父　「そりゃそうじゃないか．サトコは将来薬剤師になるんだから，いろんな国の医療制度のことくらい，ちゃんと知っておかなきゃだめだよ」

サトコ　「そうね，勉強しなくちゃ．将来，外国で薬剤師として働くことになるかもしれないし」

父　「サトコが家を出ていくのはさびしいけどな……」

5-1 リスクに備える：保険

　一生のうち，病気やけがを１度も経験しない人はおそらくいないでしょう．ですが，病気やけががいつ，どのような状況で生じるのか，その程度はどのくらいなのかを，事前に予測することはできません．病気やけがの治療のために医療機関を受診した場合に，医療費がいくらかかるのかも事前にはわかりません．

　そんな，「いつかは起こるだろうけれど，いつ起こるかはわからないし，いったん起これば大きなダメージを受ける」リスクに対して，あらかじめ備えておくのが保険です．保険とは「偶発的事故の発生の蓋然性が統計的方法その他によってある程度まで予知できる場合，共通にその事故の脅威を受ける者が，あらかじめ一定の掛金（保険料）を互いに拠出しておき，積立金を用いて，その事故（保険事故）に遭った人に一定金額（保険金）を与え，損害を填補（てんぽ）する制度」（広辞苑）のことです．ここでいう保険事故が「死亡」であれば生命保険，「火事」であれば火災保険，「地震」であれば地震保険，そして「病気やけが」であれば医療保険になるわけです．

　医療にかかる費用をどのような財源で賄うかは国によって異なります（表5-1）．日本をはじめドイツやフランスでは，公的医療保険が基本です．

　米国には公的な医療保険は一部（高齢者向けのメディケア，低所得者向けのメディケイド）にしかなく，民間の医療保険が中心です．マイケル・ムーア監督の映画「シッコ（SiCKO）」（2007年）は，米国医療の大きな問題，つまり，国民皆保険制度がなく，民間の保険会社が運営する医療保険が主体であるがために，保険会社が利益を優先して保険料を高めに設定したり（あまりにも高いために保険に加入できない人［無保険者］は，かかった医療費を全額自己負担せざるを得ないが，保険料すら払えないのに医療費全額を払えるわけはなく，医療を受けることができない），被保険者が病気になっても保険金の支払いを渋ったりする（保険会社が支払いを拒否すると，病院は医療サービスにかかる費用を回収できないので，サービスの提供そのものをやめてしまい，患者が医療を受けられなくなる，あるいは，医療サービスを受けた患者が莫大な借金を抱えることになってしまう）実態を批判的に取り上げました．

　その後，民主党のバラク・オバマ政権で医療保険制度改革（オバマケア）が行われ，保険料が安く，購入しやすい民間医療保険が提供されるようになりました．制

表5-1　各国の医療制度

国	財　政	供　給
日本	「公」社会保険	「私」中心 フリーアクセス ゲートキーパー機能は非常に弱い
ドイツ	「公」社会保険	「公」中心 ゲートキーパー機能は弱い
フランス	「公」社会保険	「公」中心 ゲートキーパー機能は弱い
イギリス	「公」税金	ほぼすべてが「公」 ゲートキーパー機能は非常に強い
アメリカ	「私」中心で 一部のみ「公」	「私」中心 ゲートキーパー機能はマネジドケアタイプの保険では強い

（島崎謙治（2015）医療政策を問いなおす―国民皆保険の将来，p29，ちくま新書より一部抜粋，改変）

度改革の方向性としては正しいように思えますが，実際にはオバマケアに反対する意見も根強くあります．その理由は，従来なら医療保険が購入できなかったような人（その中には病気のリスクが高い人も含まれる．民間保険なのでリスクが高いとその分保険料も高い）が保険を購入するようになると，支払われる保険金が増える（病気のリスクの高い人が実際に病気になるから）ので，それを賄うため，保険会社は従来からの保険加入者の保険料を高くせざるを得ないからです．自助努力を尊ぶ人が多い米国で，国民皆保険のような（いろいろなリスクの人の）支え合いを前提とする制度には抵抗があるのかもしれません．

　英国の医療制度は国民保健サービス（National Health Service：NHS）と呼ばれ，保険ではなく，基本的に税金で運営されています．それもあって消費税は高額ですが，その代わり，医療サービスを受ける際の自己負担は原則かかりません．医療費が急激に増加することがないように，効率的に医療を提供するための仕組みが充実しており，その基盤となっているのが家庭医制度です．住民はあらかじめ自分の家庭医を登録しておき，具合が悪くなったらまず家庭医を受診します．家庭医は文字通り「かかりつけ医」なのです．そして，家庭医がより高度，専門的な医療が必要と判断した場合（に限り），病院に患者を紹介します．家庭医は，高度（≒高額）な医療のゲートキーパーの役割を果たしています．

5-2 国民皆保険制度

　日本の医療制度の根幹は国民皆保険制度，つまり，病気やけがになるリスクを，国民全員で支えあう公的な仕組みです．公的な保険としては他に，年金保険（引退後の生活に備える），介護保険（介護が必要となった場合に備える），雇用保険（失業した場合に備える），労災保険（仕事で病気やけがをした場合に備える）があります．

　一方で，テレビなどでよく宣伝している「がん保険」や「3大疾病保険」などは，医療に関係があっても民間の保険です．民間保険に加入するかどうかは，あくまで個人の選択に任されます．

　日本の国民皆保険制度には2つのルーツがあります．1つの柱は，サラリーマンを対象とした職域保険（被用者保険）です．1926年に施行された健康保険法に基づいて，雇用者と被用者の双方で健康保険組合を運営するようになりました（保険料も雇用者と被用者の両方が出し合います）．健康保険組合の目的は，被用者が病気などのために仕事を辞めることなくしっかり働いて，生活を安定させることでした．これは，被用者自身にとって望ましいだけでなく，雇用者にとっても，事業（当時は主として工場）の生産性を高めて待遇を上げることにより，被用者が不満を爆発させないようにするために重要でした．ただし，健康保険組合を設けるのは比較的大規模な事業所に限られており，中小企業の従業員は，政府が保険者となる政府管掌健康保険（2008年から全国健康保険協会（協会けんぽ）に改組）に加入しています．

　もう1つの柱は，自営業者（当時は主として農家）を対象とした地域保険（国民健康保険＝国保）で，昭和初期に市町村が設立した協同組合が発展したものです．1938年に国民健康保険法が施行され，国が財政的に支援するようになりました．というのも当時は中国との戦争が拡大しつつあった時期で，国民の体力を維持・増強することは，兵士の確保という点からも重要だったからです．その後，終戦を経て，1961年に最後の市町村に国保が設立されたことにより，国民皆保険が達成されました．

　国民皆保険制度ができて50年の節目の年に当たる2011年に，臨床医学分野の世界的な学術誌であるランセット誌が日本特集号を発行しました．ランセット誌はそれまで，メキシコ，中国，東南アジア，インド，南アフリカの特集号を組んでいま

したが，先進国 1 か国で特集が組まれたのは日本が初めてでした．この特集号では，日本が短期間で長寿社会を実現した要因，皆保険制度の長所と限界，高品質低コスト医療の実態，急速な高齢化に対応するための介護保険制度の導入による成果と課題，保健外交における日本の優位性と役割を主要テーマとして，科学的分析や検証が行われ，国内外に向けて提言を行いました．その中で，米国ハーバード大学教授で医療政策の世界的権威であるマイケル・R・ライシュ（Michael R. Reich）氏は，「日本が医療給付の公平性を拡大しつつ医療費を抑制していることは，なおのこと驚異的である」と述べ，国民皆保険を基盤とする日本の医療制度を高く評価しました．そして，その背景には，日本人の高い識字率と教育水準，伝統的な食習慣と運動習慣，戦後の経済成長および安定した政治環境などがあると指摘しました．

　現時点の日本の公的医療保険の仕組みをまとめると，図 5-1 のようになります．

　75 歳未満の人は，職域保険（被用者保険）または地域保険（国民健康保険）のいずれかに加入します．基本的に，職域保険（被用者保険）に入れる人はそちらに入り，被用者保険に入れない人が国民健康保険に入ることになります．つまり，国

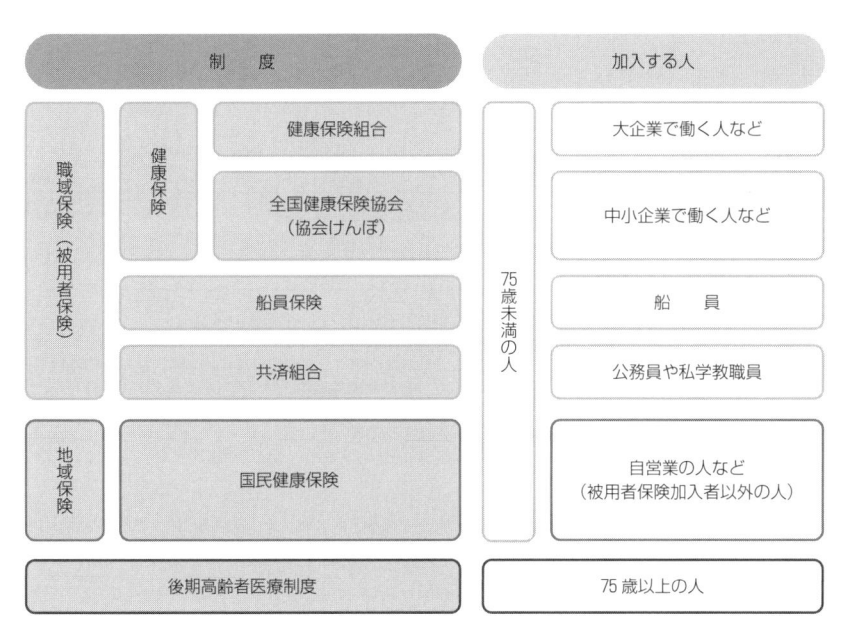

図 5-1　日本の公的医療保険制度

民健康保険は，国民皆保険の最終的な受け皿になっています．職域保険（被用者保険）には，主に大企業の従業員やその家族が加入する健康保険組合，中小企業の従業員やその家族が加入する全国健康保険協会（協会けんぽ），公務員とその家族が加入する共済組合（国家公務員共済組合，地方公務員共済組合，私立学校教職員共済組合），船員とその家族が加入する船員保険があります．それ以外の，自営業者，無職やアルバイトの人，学生などが国民健康保険に加入します．75歳以上の人と，65〜74歳のうち一定の障害のある人は，後期高齢者医療制度に入ります．

表5-2 主な保険者の比較

各保険者の比較

	市町村国保	協会けんぽ	組合健保	共済組合	後期高齢者医療制度
保険者数 （平成25年3月末）	1，717	1	1，431	85	47
加入者数 （平成25年3月末）	3，466万人 （2，025万世帯）	3，510万人 被保険者1，987万人 被扶養者1，523万人	2，935万人 被保険者1，554万人 被扶養者1，382万人	900万人 被保険者450万人 被扶養者450万人	1，517万人
加入者平均年齢 （平成24年度）	50．4歳	36．4歳	34．3歳	33．3歳	82．0歳
65〜74歳の割合 （平成24年度）	32．5%	5．0%	2．6%	1．4%	2．6%（※2）
加入者一人当たり医療費 （平成24年度）	31．6万円	16．1万円	14．4万円	14．8万円	91．9万円
加入者一人当たり 平均所得（※3） （平成24年度）	83万円 一世帯当たり 142万円	137万円 一世帯当たり（※4） 242万円	200万円 一世帯当たり（※4） 376万円	230万円 一世帯当たり（※4） 460万円	80万円
加入者一人当たり 平均保険料 （平成24年度）（※5） 〈事業主負担込〉	8．3万円 一世帯当たり 14．2万円	10．5万円〈20．9万円〉 被保険者一人当たり 18．4万円〈36．8万円〉	10．6万円〈23．4万円〉 被保険者一人当たり 19．9万円〈43．9万円〉	12．6万円〈25．3万円〉 被保険者一人当たり 25．3万円〈50．6万円〉	6．7万円
保険料負担率（※6）	9．9%	7．6%	5．3%	5．5%	8．4%
公費負担	給付費等の50%	給付費等の16．4%	後期高齢者支援金等の負担が重い保険者等への補助（※8）	なし	給付費等の約50%
公費負担額（※7） （平成26年度予算ベース）	3兆5，006億円	1兆2，405億円	274億円		6兆8，229億円

（※1）組合健保の加入者一人当たり平均保険料及び保険料負担率については速報値である．
（※2）一定の障害の状態にある旨の広域連合の認定を受けた者の割合である．
（※3）市町村国保及び後期高齢者医療制度については，「総所得金額（収入総額から必要経費，給与所得控除，公的年金等控除を差し引いたもの）及び山林所得金額」に「雑損失の繰越控除額」と「分離譲渡所得金額」を加えたものを年度平均加入者数で除したもの．（市町村国保は「国民健康保険実態調査」，後期高齢者医療制度は「後期高齢者医療制度被保険者実態調査」のそれぞれの前年所得を使用している．）
　　　協会けんぽ，組合健保，共済組合については，「標準報酬総額」から「給与所得控除に相当する額」を除いたものを，年度平均加入者数で除した参考値である．
（※4）被保険者一人当たりの金額を表す．
（※5）加入者一人当たり保険料額は，市町村国保・後期高齢者医療制度は現年分保険料調定額，被用者保険は決算における保険料額を基に推計．保険料に介護分は含まない．
（※6）保険料負担率は，加入者一人当たり平均保険料を加入者一人当たり平均所得で除した額．
（※7）介護納付金及び特定健診・特定保健指導，保険料軽減分等に対する負担金・補助金は含まれていない．
（※8）共済組合も補助対象となるが，平成23年度以降実績なし．

（厚生労働省，我が国の医療保険について）

　主な保険者の比較をしたのが表 5-2 です．国民健康保険は，かつての自営業者（農家）中心から，現在は無職・アルバイト（いわゆる非正規雇用の人々）や 75 歳までの高齢者が中心となっています．そのため，加入者の平均年齢が高く（それもあって 1 人当たりの医療費が多い），かつ加入者の平均所得が低いのが顕著です．

　なお，生活保護受給者は国民健康保険に入れませんが，必要な医療は生活保護法に基づく医療扶助の形で 100％ カバーされます．言い換えると，生活保護受給者は，自己負担ゼロで医療が受けられ，生活保護受給者に医療サービスを提供した医療機関は，診療報酬分を確実に回収することができます．この仕組みを悪用して，生活保護受給者に過剰な医療が行われることがあり，問題となっています．

　次に，国民皆保険制度をお金の流れから整理してみましょう（図 5-2）．まず，患者（国民）は，必要に応じて病院や診療所（保険医療機関），薬局（保険薬局）に行きます．医療機関・薬局では，医療専門職が患者に専門的なサービス（＝医療サービス）を提供します．医療機関・薬局は，提供したサービス分の診療報酬を計算し，明細書（診療報酬明細書＝レセプト）を作成して，患者が加入する保険者に請求します．保険者は診療報酬明細書をチェックし，問題がなければ請求された額を支払います．この診療報酬は，医療機関・薬局の収入の大部分を占めています．そして，保険者は患者（保険の加入者）から保険料を徴収し，患者は所定の保険料

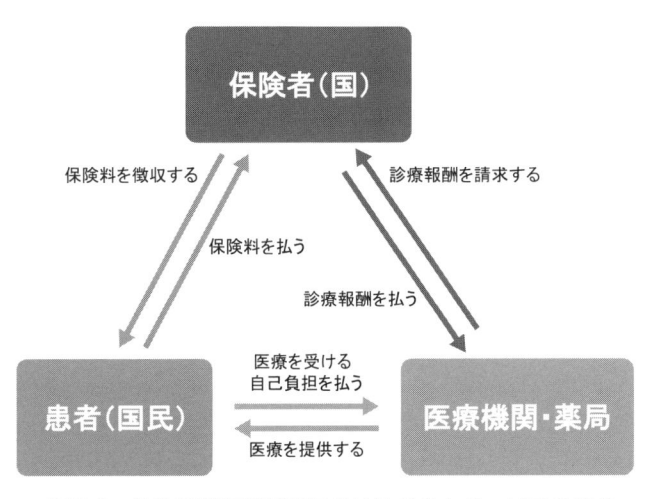

図 5-2　公的医療保険制度におけるお金とサービスの流れ

を納めます．保険者のところにカッコ書きで国も入れているのは，保険と言いつつ，実はかなりの公費が投入されているためです．

　患者は医療機関や薬局でサービスを受け，窓口で自己負担金（通常は 3 割）を支払いますが，保険者との直接的なつながりはそれほどありません（特にサラリーマンの場合，保険料は給料から天引きされますので，自分がいくら保険料を支払っているか知らない人もいます）．でも実は，窓口で支払う額よりずっと大きなお金（7割）が，保険者を介して動いているのです．

5-3　日本の医療制度の特徴

　日本の医療制度，なかでも公的医療保険制度の特徴を以下にまとめました．

① 自分が加入する保険者を選ぶことはできない

　国民皆保険制度の下，私たちは全員が，いずれかの公的医療保険に必ず（強制的に）加入しています．どの保険に入るかはその人によって決まっており，自分で選ぶことはできません．例えば，もしあなたがトヨタ自動車の本社（愛知県豊田市）に勤務する男性サラリーマン（42 歳）で，専業主婦の妻（40 歳）と小学生の娘（10 歳）がいたとすれば，あなた，妻，娘は全員が「トヨタ自動車健康保険組合」に加入します．他の企業（例えば日産自動車）の健康保険組合や，豊田市の国民健康保険に入ることはできません．

　この点は，民間の医療保険（例えばがん保険）と大きく異なります．民間の医療保険では，保険料や保険がカバーする範囲などについて各社の保険商品を比較した上で，自分が入りたい保険を自由に選ぶことができます（もちろん，入らないのも自由です）．がん保険の CM などで，保険料（の安さ）や加入条件（の幅広さ）をアピールする場合が多いのはこのためです．逆に，保険会社の加入条件を満たさない人（過去に重い病気をしたことがあるなど）は，加入を断られることもあります．

② 保険者の数が多い

　職域保険は基本的に事業者単位，地域保険は市町村単位で運営されていることから，現状では保険者の数が約 3,500 と非常に多いです．保険料の決め方，徴収方法，そしてその金額は，これまでの経緯もあって，保険者によって異なります．例えば，国民健康保険の保険料は，最も高い市町村と最も低い市町村との間で約 4 倍

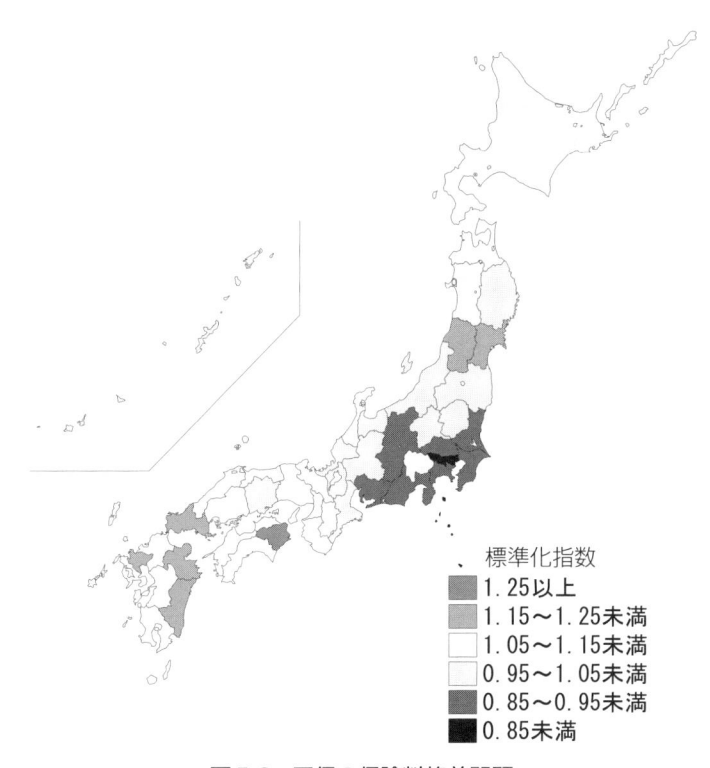

図 5-3　国保の保険料格差問題

（厚生労働省保険局調査課，平成 25 年度市町村国民健康保険における保険料の地域差分析）

・市町村単位で保険料の徴収方法が異なるので，正確な比較は難しい．

　→標準化指数（平均所得者の保険料水準）

・徳島県と東京では約 1.5 倍の差がある．

・徳島県阿波市（17 万 2,100 円）と東京都青ヶ島村（4 万 6,953 円）で 3.7 倍の開きがある．

・保険料にかかわらず，受けられる医療は同じ．

もの開きがあることがわかっています（図 5-3）．国民健康保険は市町村単位で運営されているため，リスクを支え合う総人数（≒市町村の人口）が少なく，極端に高額な医療サービスを受ける人がわずかでも出てくると，それだけで保険料にはねかえってしまう側面があるのです．特に，高齢化・過疎化が進んだ地方では，被保険者の総数が少ないのに加えて，被保険者が医療サービスを受ける機会が多い（その中には高額医療も含まれる）ので，保険料が高くなりがちです．年金に頼って生

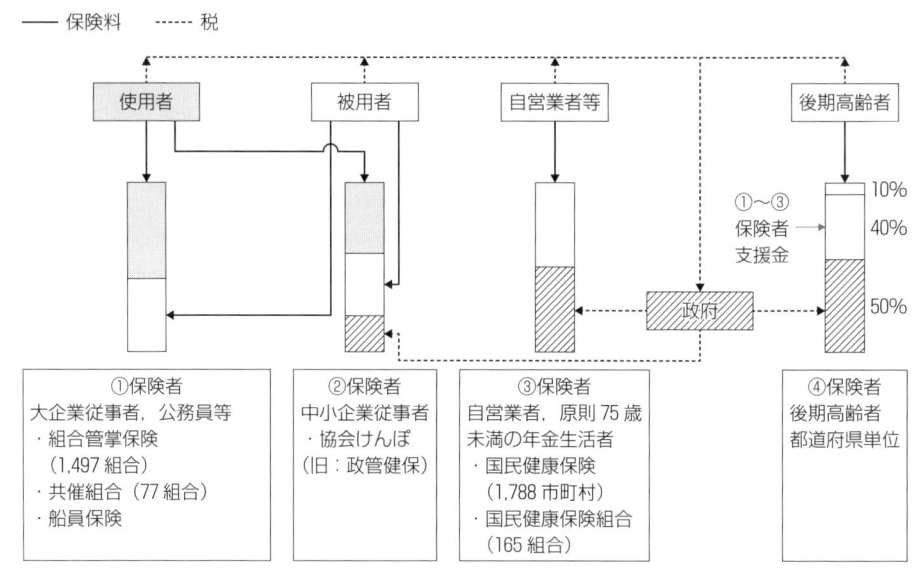

―― 保険料　　…… 税

| 使用者 | 被用者 | 自営業者等 | 後期高齢者 |

①～③
保険者
支援金

10%
40%
50%

| ①保険者
大企業従事者，公務員等
・組合管掌保険
　（1,497組合）
・共催組合（77組合）
・船員保険 | ②保険者
中小企業従事者
・協会けんぽ
（旧：政管健保） | ③保険者
自営業者，原則75歳
未満の年金生活者
・国民健康保険
　（1,788市町村）
・国民健康保険組合
　（165組合） | ④保険者
後期高齢者
都道府県単位 |

数値は平成18年4月，厚生労働省の統計

図5-4　保険者間の財政調整

（池上直己他（2011）日本の皆保険制度の変遷，成果と課題.「ランセット」日本特集号，図3）

活している高齢者にとっては，保険料の高額化は頭の痛い問題です.

　もっとも，保険者の数が多ければ，保険者間に格差が生じるのは致し方ない面があります. 被保険者が若くて健康，かつ所得水準も高ければ（主として健保組合），財政が安定しますし，逆に，被保険者が高齢で病気の人が多く，所得水準も低ければ（主として市町村国保），財政は逼迫します.

　そこで，保険者が破綻しないために，保険者間で複雑な財政調整が行われると同時に，相当額の公費が投入されています. 図5-4では，網掛けが使用者（企業が支払う保険料），白が患者（保険加入者が支払う保険料），斜線が公費を示しています. 後期高齢者医療制度は，後期高齢者自身の保険料で賄われている部分は約10%だけで，残りは公費が約50%，被用者保険や国民健康保険からの支援金が約40%です.

　なお，2015年5月に成立した医療保険制度改革法により，2018年度から，国保の運営主体を市町村から都道府県に移すことが決まっています.

③ 現金給付ではなく現物給付

　患者は，病院や診療所（保険医療機関），薬局（保険薬局）の窓口で，自己負担金（通常は 3 割）を支払うだけで，診察や検査，服薬指導などの医療サービスが受けられます．自分が加入する保険者からお金（保険金）が支払われ，そのお金で医療サービスを受ける仕組み（現金給付）ではなく，直接，サービスを受ける仕組み（現物給付）です．一方，民間の医療保険は，入院 1 日につき 1 万円など，実際に受けるサービスにかかわらず，定額の保険金が支払われる現金給付が一般的です．

　現物給付には，患者が一度に多額の現金を支払う必要がないというメリットがあります．また，給付に上限がなく，医療サービスが行われた分だけ給付されるという点も大きなメリットです．

　なお，出産手当金（産前産後休暇中の給与の補填），傷病手当金（病気やけがで療養期間中の給与の補填），出産育児一時金（妊娠 85 日以上の出産），埋葬料（死亡したとき）は例外的に現金給付です．小児の治療用眼鏡（弱視用など一部疾患に限る）は，いったん全額を払ってから，申請に基づいて後から償還される仕組みです．

④ 保険の給付範囲が決まっている

　公的医療保険で受けられる医療サービスの範囲は，健康保険法（第 63 条）で「療養の給付」として以下のように定められています．国の見解では，病気の治療に必要と考えられるサービスは，基本的に公的医療保険で受けられることになっています．

a．診察

b．薬剤または治療材料の支給

c．処置・手術その他の治療

d．居宅における療養上の管理，その療養に伴う世話，その他の看護

e．病院・診療所への入院，その療養に伴う世話，その他の看護

　療養の給付の範囲については，保険医療機関（病院，診療所）が守るべきルールである保険医療機関及び保険医療養担当規則（第 1 条）でも繰り返されています．この規則は略して「療担規則」と呼ばれ，法律より一段下がった厚生労働省令ですが，保険診療を行う医師（保険医）が守らなければならない基本ルールとして極めて重要です．なお，保険薬局で仕事をする薬剤師（保険薬剤師）にも同様に，守らなければならない基本ルールとして，保険薬局及び保険薬剤師療養担当規則（省令）があります．

　上記の a〜e にあてはまらないものは，公的医療保険の給付の対象外となるわけですが，例えば以下のようなものがあります．

f．仕事中，通勤中の病気やけが（労災保険の対象になる）

g．健康な人が受ける健康診断や人間ドック

h．予防医療（ワクチンなど）

i．美容医療

j．経済上の理由による人工妊娠中絶

k．正常妊娠・正常分娩（ただし公的医療保険から一時金が受け取れる）

j．故意の犯罪行為，けんか，酔っぱらいによるけが

⑤ フリーアクセス

　患者は，自分がかかる保険医療機関，保険薬局を，自由に選ぶことができます．自分が加入している公的医療保険の種類や住んでいる地域により制限を受けることがありません．患者にとっては，「保険証 1 枚あれば全国どこの医療機関でもかかれる」ありがたい制度です．これをフリーアクセスといいます．

　フリーアクセスが保証されているため，患者は，近所の人の評判や「病院ランキング」などを参考にして，どの病院でも自由に受診することができますし，複数の病院を同時に受診することも制限がありません．しかしそれがかえって「名医信仰」を招き，医療費の無駄遣いにつながる弊害も指摘されています．

　また，保険薬局は，どの医療機関の処方箋でも受け付けることになっており，特定の医療機関の処方箋だけを受けることは認められていません．特定の医療機関の処方箋だけを受けることになると，薬局が医療機関から経営的に独立しているとは見なされなくなるからです（医薬分業にならない）．しかし現実には，大病院の前にいくつもの薬局が並んでいる（いわゆる門前薬局）光景はめずらしくありませんし，そうした薬局で受け付けている処方箋の多くは，目の前にある病院のものです．日本薬剤師会は以前より，患者一人ひとりが自分の「かかりつけ薬局」を持ち，どの医療機関の処方箋であっても，かかりつけ薬局で調剤を受けることを推進しています．

　英国をはじめ諸外国では，初期診療（プライマリーケア）は基本的に家庭医が担います．患者はまず家庭医を受診し，必要があれば家庭医から専門医に紹介してもらう流れです（そのため通常は，患者が直接専門医を受診することはありません）．患者のフリーアクセスをある程度制限してでも，より効率的な医療サービス

の提供を行っているといえます.

　フリーアクセスの下では，患者がたくさん受診する医療機関は，収入が増えて経営が安定し，逆に，患者が少ない医療機関は経営が悪化し，最終的に倒産してしまいます.　医療サービスの単価は全国一律の診療報酬に決められていますので，医療機関が収入を増やすために診療報酬を勝手に値上げすることはできませんし，より多くの患者を集めるため診療報酬を勝手に値下げすることもできません.　医療機関は，患者の評判を高めて，より多くの患者に来てもらい，より多くの医療サービスを提供するという点で競争せざるを得ないのです.　それが結果的に，提供する医療サービスの質を担保することになっていますが，一方で，収入を増やすために「検査漬け，薬漬け」になりやすいという欠点もあります.

5-4　医療の「質」の評価

　ファストフードでは，「早い，安い，うまい」の3拍子がそろった店が繁盛するといわれます.　ファストフードと医療サービスを同列に論じるわけにはいきませんが，医療サービスにも尺度があります.　それが「医療の質」「医療へのアクセス」「医療のコスト」の3つの軸です（図5-5）.　あえて対応させるとすれば，「早い」は「アクセスがよい」，「安い」は「コストが安い」，そして「うまい」は「質が高

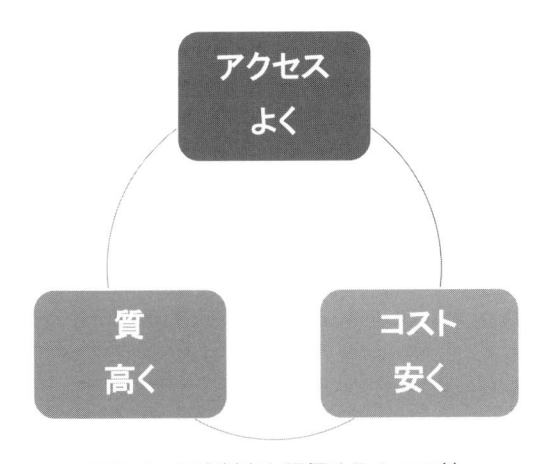

図 5-5　医療制度を評価する3つの軸

表5-3　医療の質の3側面

構造的側面	モノや人の配置などの物的あるいは人的資源の側面
過程的側面	医療従事者の態度や行動の側面
結果的側面	治療や看護の結果としての患者の健康状態やQOL（生存・生活・人生の質）の側面

い」といえるでしょう.

　ファストフードの3つと同様に,「アクセス」「コスト」「質」の3つはお互いにトレードオフの関係にあり, 同時に満たすのはかなり難しいとされています. 例えば, 国の財政が厳しくコストをかけられないのであれば, 質やアクセスを犠牲にせざるを得ませんし, 逆に, 最高の質やアクセスを求めるのなら, コストがかかることは覚悟しなければなりません. 患者としては,「コストはなるべく安く, アクセスはなるべく便利で, かつ質はなるべく高く」を期待しますが, それはできない相談なのです.

　ここで,「医療の質」と簡単に言っていますが, 医療の質とは具体的に何を指すのでしょうか. そして, 医療の質を, どうすれば測定できるのでしょうか. 米国のアヴェディス・ドナベディアン（Avedis Donabedian）は, 医療の質を「構造（structure）」,「過程（process）」,「結果（outcome）」の3つの側面から評価することを提唱しました（表5-3）. ここで構造とは, モノ（医療機器, 備品, 設備など）やヒト（医療スタッフ, 事務職員など）がどのくらい充実しているか, 過程とは, 患者にわかりやすく説明するとか, 薬の取り違えをなくすために複数で確認するといった, 医療スタッフの態度や行動がどのくらい望ましい姿になっているか, 結果とは, 医療サービスを提供した結果として患者の病気やQOLがどのくらいよくなっているか, を示します.

　医療サービスは人の命にかかわりますから, 質をないがしろにすることは許されません. 最も重要なのは結果でしょうが, 評価が難しい面があります. 例えば, がん治療の結果を「5年生存率」で評価する場合, 早期がんの患者が多ければ5年生存率は高く, 進行がんの患者が多ければ5年生存率が低いため, 単純に比較できないのです. 医療ミスや院内感染が少ない（過程）, 医療スタッフの対応がよい（過程）, 医療スタッフの数が充足している（構造）といった面も, 医療の質に大きく

かかわります．

　アクセスに関しては，地域により差はあるものの，日本全体としては，国民皆保険制度の下，医療機関・薬局へのアクセスが保証されているといえます．しかし，「3 時間待ちの 3 分診療」という言葉に代表されるように，診察までの待ち時間が長いことを不満に感じている人は少なくありません．今後は，医療サービスの効率を高める意味で，軽症者は地域の家庭医，重症者は中核都市の大病院といった整理が必要になってくると思われます．

　コストに関しては，人口（＝患者）の高齢化がいっそう進めば，医療サービスを必要とする人も増えるので，コスト（＝医療費）の総額を減らすことは極めて難しく，今後も増えていくことが見込まれます．少しでも効率的に医療サービスを提供し，特に必要のないサービスは控えるなどの取り組みが求められています．

　これは何も日本だけの問題ではありません．科学的根拠（エビデンス）に乏しい検査や治療を見直す取り組みが世界的に進んでいます．米国ではじまった「賢明な選択（Choosing Wisely）」は，各分野の学会が医療専門職として「見直すべき」医療行為を公表するキャンペーン活動で，日本を含む各国に広がりつつあります．「見直す」目的は，単に医療費を節約するというだけではなく，不要な医療行為により患者が害（合併症，薬の副作用など）を被ることを未然に防ぐ意味合いも大きいです．

column　医療サービスが満たすべき5条件

　ロンドン大学公衆衛生学熱帯医学大学院教授のニック・ブラック（Nick Black）氏らは，医療サービスが満たすべき5条件をまとめました（表5-4）.

有効性：提供する医療サービスが，患者の治療に役立つものでなければならないのは当然です．ただ，多くの検査・治療には，多かれ少なかれ害（薬の副作用，手術の合併症など）があります．ある患者には有効でも，別の患者にはそうでないということもあります．患者一人ひとりの病状を総合的に考えて，有効であるかどうかを判断することが求められます．

公平性：提供する医療サービスが，患者の住んでいる地域（都会 vs 田舎）や経済力（貧乏 vs 裕福）によって異なるのであれば，公平性を満たしているとはいえず，患者・国民からの信頼は得られません．医療サービスは，それを必要とする人に隔たりなく提供されなければなりません．

人間性：患者は，患者である前に1人の人間です．医療サービスを提供する際は，患者の尊厳を守り，患者の苦痛をできるだけ減らし，安心できる状況をつくることが必要です．医療専門職は，患者やその家族とのコミュニケーションに深く配慮しなければなりませんし，そのための技術を学ぶことも重要です．

効率性：医療サービスの財源は，保険料，税，それに患者の自己負担です．どの財源も無駄遣いは許されないのは当然のことです．最小の費用で最大の効果を得るための努力が欠かせません．医療専門職間の役割分担も効率性に寄与します．

継続性：財源とも関係しますが，医療制度は持続可能なものでなければいけません．計画的な専門職の養成，医療提供施設（病院・診療所，薬局）の適正な配置，保険料や患者自己負担額が負担能力を上回らないようにするなど，さまざまな点で配慮が求められます．

表5-4　医療制度が満たすべき5つの条件

有効性（effectiveness）	医療サービスによる有益性が有害性を上回る
公平性（equity）	その医療サービスを必要とする全ての人が利用できる
人間性（humanity）	患者（利用者）に対する敬意，尊重の気持ちを持つ
効率性（efficiency）	最小の費用で最大の効果を生む
継続性（sustainability）	将来も継続できる

（Black N., Gruen R. (2005) Understanding Health Services）

column　病院機能評価

　医療の質の評価の１つとして，公益財団法人日本医療機能評価機構は1997年より，病院機能評価を行っており，全国で2,205病院（2016年9月時点）が認定を受けています．4つの評価対象領域（「患者中心の医療の推進」「良質な医療の実践(1)」「良質な医療の実践(2)」「理念達成に向けた組織運営」）について，あらかじめ設けられた評価項目に適しているかどうかを，専門の評価調査者（サーベイヤー，多くはベテランの医療専門職）がチームとなって病院を実際に訪問して審査します．

　一定程度の水準を満たしていると判断された病院には「認定証」が与えられます．病院は，この認定証や，認定シンボルマークを院内に掲示することができ，医療の質が第三者により担保されていることを患者に示すことができます（図5-6）．同機構のウェブサイトから，認定病院を検索することもできますので，患者は，自分の受診する病院が認定を受けているかどうかを確認できます．

　国際的には，The Joint Commission International（JCI）という米国に本拠を持つ組織が病院の機能評価を行っており，認証を受ける日本の病院も出てきています．

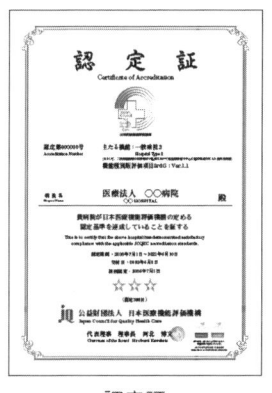
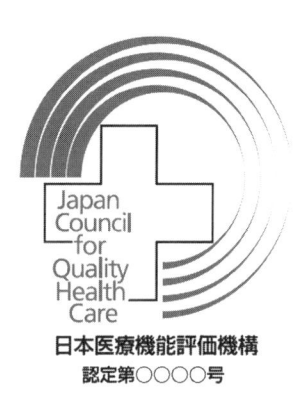

認定証　　　　　　　　　　認定シンボルマーク

図 5-6　病院機能評価
（公益財団法人 日本医療機能評価機構）

6章

医療費・混合診療

薬学生のサリナが,姉のミドリと話しています.

サリナ「お姉ちゃん,今日はずいぶん念入りにメイクしてるわね.これからデート?」

ミドリ「違うわよ.頬のシミをメイクで隠すのに時間がかかっているのよ」

サリナ「ふーん,お姉ちゃんが使っているファンデーション,どこのブランド?」

ミドリ「いつも行っている皮膚科クリニックで勧められたの.8,000円もしたのよ.先生からは『シミが気になるならレーザー治療もできますよ』って言われたんだけど,やってみようかな」

サリナ「でも,レーザー治療って保険がきかないんでしょ.高いんじゃないの?」

ミドリ「よく知ってるわね.以前に同じ皮膚科クリニックで塗り薬を出してもらったときは保険が使えたのに,シミ取りのレーザー治療は保険が使えないってどうしてなの?しかも,保険がきく医療と保険がきかない医療を一緒に受けたら,全額自費って聞いたんだけど,意味がよくわからない」

サリナ「日本の公的医療保険制度では,保険がきく医療と,保険がきかない医療を,一緒に受けちゃいけないという決まりがあるからよ」

ミドリ「なぜそんな決まりがあるのよ?顔のシミがきれいになるんだったら,どんな方法でも試してみたいのよ!」

サリナ「改めてそう言われると,私もよくわからなくなってきた……」

6-1 診療報酬：医療サービスの「お値段」

日本の医療制度は国民皆保険制度，つまり国民全員が公的な医療保険に加入し，保険を使って医療サービスを受ける仕組みです（5章）．病院や診療所に初めて行くと，必ず窓口で「保険証を見せてください」と言われますし，私たちは当然のように保険証を見せた上で，診察を受けるという流れになっています．処方された薬を薬局で受け取るときも同じです．この何気ないやり取りは，私たちが「公的医療保険を使って，公的医療保険がカバーする範囲の医療サービスを，公的医療保険が定めた価格で受ける」という意思を示していることになります．

この，公的医療保険で認められている範囲の検査，手術，処置，薬，材料などのモノやサービスの単価を示したものが診療報酬です．診療報酬は全国一律の公定価格で，モノやサービスのそれぞれについて，細かく点数（1点＝10円）が決められています．つまり，診療報酬には，

・公的医療保険が適用できる医療サービスの種類や量を示す．

・公的医療保険が適用できる医療サービスの単価を示す．

という2つの意味合いがあります．

患者がどの公的医療保険に加入していても，どの医療機関にかかっても，同じモノやサービスであれば，診療報酬も同じです．例えば，京都市の国民健康保険の加入者と，トヨタ自動車の健康保険組合の加入者とで，同じ医療サービスを受けていれば自己負担額は同じです．また，ある医療機関が「うちはいい治療を行っているから」といって，診療報酬を勝手に高くすることもできません．同様に，薬局でベテランの薬剤師が調剤や服薬指導を行っても，新米の薬剤師が調剤や服薬指導を行っても，同じサービスであれば診療報酬（調剤報酬）は同じなのです．

患者はかかった医療費（受けた医療サービスに対応する診療報酬の合計）の一定割合を医療機関や薬局で支払い，残りは自分が加入している保険者が支払います．自己負担割合は年齢によって決まっており，義務教育就学前までは医療費の2割（8割が保険からの給付），義務教育就学後〜69歳は3割（7割給付），70〜74歳は2割（8割給付，ただし現役並み所得者は3割（7割給付）），75歳以上は1割（9割給付，ただし現役並み所得者は3割（7割給付））です（図6-1）．例えば，3割負担の患者が窓口で3,000円支払った場合，自分が受けた医療サービスは1万円分ということになります．なお，子どもの医療費に関しては，子育て世代の負担を軽

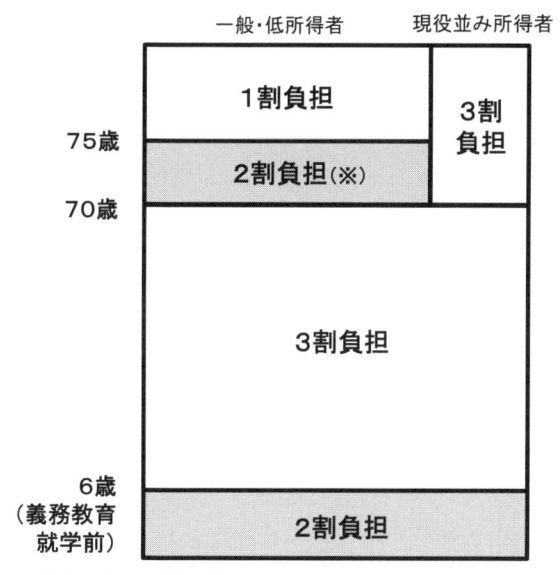

※平成 26 年 4 月以降新たに 70 歳になる者から
・小児医療の自己負担を助成している自治体もある（実質自己負担なし）.
・生活保護受給者は医療費の自己負担はない（医療扶助）.

図 6-1　医療費の自己負担割合
（厚生労働省，我が国の医療保険について）

減するために，自治体が肩代わり（本来なら支払うべき自己負担金を助成）してい
る場合もあります．窓口で支払う額から「医療にお金がかかる」と感じている人も
いるかもしれませんが，実際には，国民皆保険制度があるからこそ，3 割の自己負
担で 10 割の医療サービスが受けられるのです.

　具体的な例を挙げましょう．例えば薬局で，内服薬（浸煎薬［しんせんやく，生
薬を浸煎し液剤にしたもの］，湯薬［とうやく，2 種類以上の生薬を混合し，患者
が服用するために煎じる量ごとに分包したもの］を除く飲み薬）を 14 日分調剤し
た場合の調剤料は，1 剤につき，7 日目までの部分は 1 日当たり 5 点（7 日分で 35
点），8 日目以降の部分は 1 日当たり 4 点（7 日分で 28 点）なので，14 日分だと 35
点＋28 点＝63 点＝630 円になります（2016 年時点，表 6-1）.

　以前は，診療報酬明細書（レセプト）が患者に開示されていなかったので，患者
は，自分が支払うべき医療費が正当なものなのかを確認することができず（何に対

表 6-1 調剤報酬の例（調剤料［内服薬］）

・14 日分以下の場合	
（1）7 日目以下の部分（1 日分につき）	5 点
（2）8 日目以上の部分（1 日分につき）	4 点
・15 日分以上 21 日分以下の場合	70 点
・22 日分以上 30 日分以下の場合	80 点
・31 日分以上の場合	87 点

＊浸煎薬及び湯薬を除く（1 剤につき）
＊数値は 2016 年

してどれだけの医療費がかかっているのかがわからない），不満が少なくありませんでした．2006 年度より，すべての保険医療機関（医科，歯科，薬局など）で領収書を出すことが義務付けられ，2010 年度からは診療内容や薬の種類などがわかる明細付きの領収書が無料で発行されることになり，確認する手段ができました（図 6-2）．スーパーマーケットで買い物をしたときですら，どの食品がいくらだったかをレシートで確認できるのですから，自分の受けた医療サービスに関して患者が明細付の領収書を受け取るのはむしろ当然です．

　医療機関や薬局は，患者が窓口で払った自己負担金を除いた分（患者の自己負担が 3 割なら残りの 7 割）を，患者が加入している保険者に請求します．そのため医療機関や薬局は，1 か月ごとに診療報酬（調剤報酬）明細書（レセプト）を作成します．

　ただこれだけでは，医療機関や薬局がやってもいない医療サービスについて診療報酬を請求する（不正請求）ことが起こらないとも限りません．そのため，都道府県ごとに置かれた支払基金（被用者保険の場合）または国保連合会（国民健康保険の場合）の審査員（その地域のベテランの臨床医であることが多い）が請求に必要な条件を満たしているかどうかをチェックする「審査」を行います．条件を満たしていないと判断された場合は，請求した額からその分が差し引かれてしまいます．ただし，膨大なレセプトをすべて詳細にチェックすることは現実的でないため，通常は，請求額が大きいレセプトを中心に審査が行われており，チェックされる額も医療費全体からすればわずか（1% 未満）です．

　「審査」を終えたレセプトは，次に保険者に送られます．その際，保険者はレセ

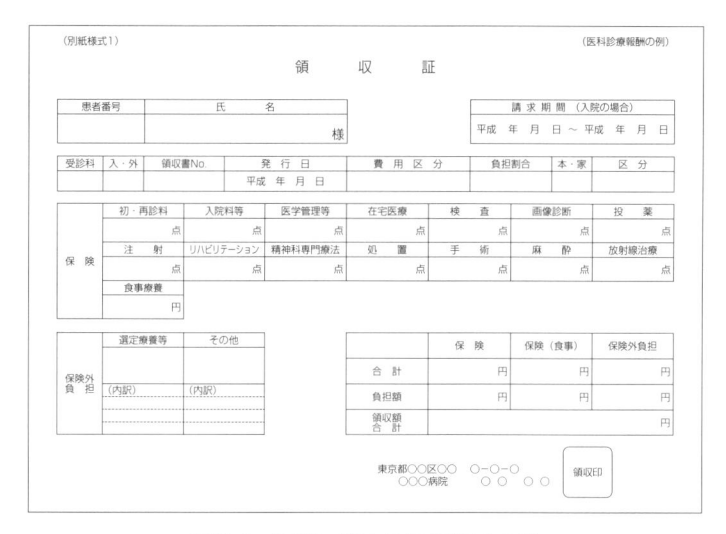

図 6-2　患者に渡される領収書の例

プトを独自に「点検」します．点検の結果，保険者が過剰請求と判断した場合は，支払基金または国保連合会に不服を申請し，認められれば支払いが免除されます．一方で医療機関の側も，審査段階で減額された内容に納得できなければ，同様に不服を申請できます．つまり，支払基金や国保連合会は，単に診療報酬の請求・支払い業務の事務処理を行っているだけでなく，請求を認めるかどうかを判断する役割を担っています（図 6-3）．

　レセプトの「審査」「点検」に加えて，数年に 1 回程度，行政および地域の医師会による「指導」が行われます．指導チームが医療機関に出向き，レセプトに記載されている請求内容に相当する医療サービスが実際に行われていたかをカルテ等で確認します．もしカルテに正しい記載がなければ（医療サービスが行われた証拠がないことになり，不正請求とみなされる），その分の診療報酬の返還や，場合によっては保険医療機関の資格取り消しといった厳しいペナルティーが課されます．このように，何重にもわたってチェックをすることで，国民から集めた保険料が，適正に医療機関に支払われるようにしているのです．

　ただそれでも，不正請求が見つかることがあります．例えば，2014 年に大手薬局チェーン「ツルハホールディングス」の子会社「くすりの福太郎」で，17 万件超もの薬歴電子データが未記載であることが判明し，社長が退任に追い込まれまし

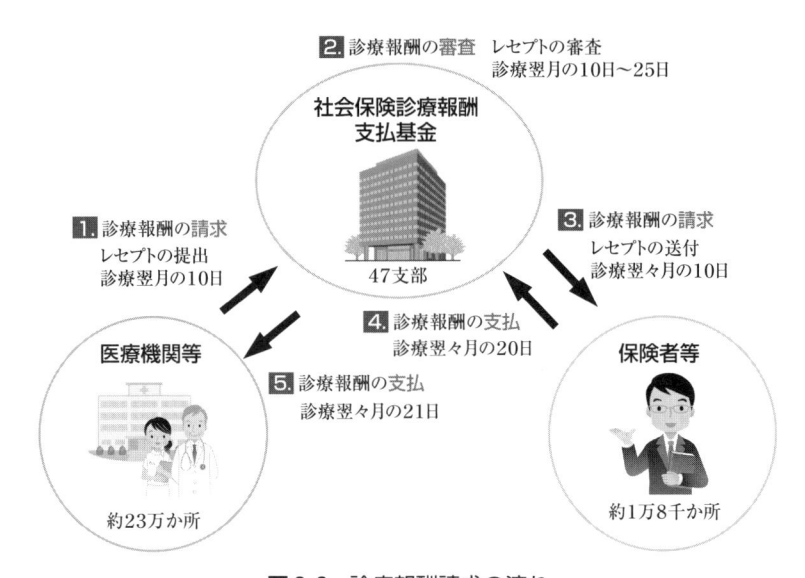

図 6-3　診療報酬請求の流れ
（社会保険診療報酬支払基金，支払基金ってどんなところ？をもとに作成）

た．薬局の薬剤師が薬歴に基づいて患者に服薬指導をした場合に「薬剤服用歴管理指導料」を請求できるのですが，薬歴に記載がなければ，実際に服薬指導をした証拠がないことになり，不正（過剰）請求にあたります．その後，同社は最終的に，41万件余りが調剤報酬の不正請求にあたると判断し，薬剤服用歴管理指導料の約1億7,000万円を自主返還することになりました．

　厚生労働省は年に1度，医療機関や薬局の指導・監査の状況を公表しています．2014年度の報告によると，1薬局が保険指定の取り消し処分，8人が保険薬剤師の登録取り消し処分を受けていました．

column　高額療養費制度

　患者の自己負担金がかかった医療費の3割だとしても，手術を受けたり，高額な薬剤（抗がん剤など）を用いた薬物療法を受けたりすると，自己負担金はかなりの額になります．家計への影響が大きくなりすぎると，医療費を支払いきれないために必要な医療が受けられない患者が出てくるおそれがあります．

　その救済策として導入されているのが高額療養費制度です（図6-4）．この制度により，年齢や所得に応じて，1か月当たりの自己負担金に上限が定められています．もともとは，手術などで一時的に多額の医療費がかかることを想定した制度ですが，今日では，高額な薬剤の使用が長期間続くことも増え，必ずしも一時的な利用とは限らなくなっています．

　高額療養費制度があるおかげで，患者自身は一定の自己負担額で済み，お金の心配なく安心して医療が受けられますが，残りの医療費は患者が加入する保険者が払っているわけで，その財源は（病気になっていない人も含めて）保険加入者が出し合う保険料です．保険料が高くなりすぎると，保険料が支払えない（ために保険から外れて無保険になってしまう）人が出てくるおそれがあります．

　患者にとってありがたい高額療養費制度を維持していくためにも，公的医療保険制度そのものを持続可能な形で発展させていく必要があります．

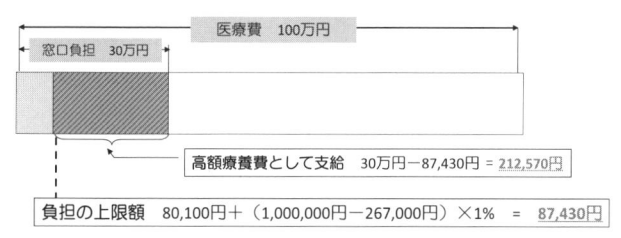

> 医療機関や薬局の窓口で支払った額（※）が，暦月（月の初めから終わりまで）で一定額を超えた場合に，**その超えた金額を支給する制度**です。
> ※入院時の食費負担や差額ベッド代等は含みません。

＜例＞ 70歳未満、年収約370～約770万円の方
100万円の医療費で、窓口の負担（3割）が30万円かかる場合

医療費　100万円

窓口負担　30万円

高額療養費として支給　30万円－87,430円 = 212,570円

負担の上限額　80,100円＋（1,000,000円－267,000円）×1% ＝ 87,430円

212,570円を高額療養費として支給し、実際の自己負担額は87,430円となります。

図6-4　高額療養費制度
（厚生労働省，高額療養費制度を利用される皆さまへ）

6-2 診療報酬の改定

　診療報酬は，2年に1度改定されることになっています．医療機関や薬局は，保険診療を行っている限り，自分たちが提供するサービスの価格を自ら決めることができませんから，医療機関や薬局にとって，収入の大部分を占める診療報酬が向こう2年間どうなるかが決まる診療報酬の改定は極めて重要です．4月の改定に備えて，前年の秋ごろから作業が加速化するのは，医療界の"恒例行事"となっています．

　診療報酬および薬価の改定は，大きく2段階に分かれます．第1段階は，全体としての改定率の決定です．これは首相が閣議で決定します．医療費は，私たちが支払う保険料だけでなく，国の財源も使われていますので，財務省も了解の上で改定率を決めなければならないからです．そのため，改定率の決定は，次年度の予算案が固まる年末，12月半ばごろまでに出さなければなりません．2016年度の診療報酬改定では，医師らの技術料に相当する「本体」部分がプラス0.49%，薬の公定価格である「薬価」部分がマイナス1.33%で，全体の改定率はマイナス0.84%と，8年ぶりのマイナス改定になりました（表6-2）．

表6-2　診療報酬と薬価の改定率

年度	薬価等（予算単価の時点修正等）	診療報酬本体（自然増への上積み）	年度	薬価等（予算単価の時点修正等）	診療報酬本体（自然増への上積み）
1986（S61）	▲1.6%	+2.3%	2000（H12）	▲1.7%	+1.9%
1988（S63）	▲2.9%	+3.4%	2002（H14）	▲1.4%	▲1.3%
1989（H元）	（+0.65%）	（+0.11%）	2004（H16）	▲1.0%	±0%
1990（H2）	▲2.7%	+3.7%	2006（H18）	▲1.80%	▲1.36%
1992（H4）	▲2.5%	+5.0%	2008（H20）	▲1.2%	+0.38%
1994（H6）	▲2.12%	+4.8%	2010（H22）	▲1.36%	+1.55%
1996（H8）	▲2.6%	+3.4%	2012（H24）	▲1.375%	+1.379%
1997（H9）	▲0.87%（+0.45%）	+1.25%（+0.32%）	2014（H26）	▲0.63%（+0.73%）	+0.73%（+0.63%）
1998（H10）	▲2.8%	+1.5%	2016（H28）	▲1.33%	+0.49%

※　（　）内は，消費税対応分．　　　　　　　　　　　　　　（財務省，28年度診療報酬改定）

　第2段階は，第1段階で決まった大枠を，個別の診療報酬や薬価に振り分ける作業です．次の2年間の医療サービスの価格がここで決まるので，極めて重要，かつ少しでも自分たちに有利な改定になるよう，攻防が展開されます．

　その交渉の場が，中央社会保険医療協議会（中医協）です．中医協は厚生労働大臣の諮問機関で，支払い側委員7人（保険者，経営者，労働組合等），診療側委員7人（医師，歯科医師，薬剤師），学識経験者6人，専門委員10人より構成されます．改定の前年秋ごろから中医協が頻繁に開催され，懸案事項が議論され，個別の診療報酬に落とし込まれていきます．

　このように第1段階，第2段階と明確に分かれたのは，2004年の中医協をめぐる贈収賄事件（中医協汚職事件）の反省から来ています．2002年の診療報酬改定における「かかりつけ歯科医初診料」の算定要件の緩和，および2004年改定での「かかりつけ歯科医再診料」の単価引き上げに関して，日本歯科医師会の幹部が，中医協の支払側委員に賄賂を贈りました．そして，この中医協委員は中医協の場で，歯科医側に有利な発言（引き上げを容認する発言）をしたのです．贈賄側5人，収賄側2人はいずれも起訴されました．

　診療報酬の改定は，一律に上げ下げされるわけではなく，めりはりをきかせたものになっています．言い換えれば，国がどのような医療を目指しているかが，診療報酬の改定方針に反映されます．つまり，国は診療報酬というインセンティブを与えることで，医療機関や薬局の行う医療サービスを国の考える方向に誘導しているわけです．

　例えば，薬剤費を抑制するために，国は後発医薬品（ジェネリック医薬品）の使用を増やす方針を打ち出しました．しかし，先発医薬品の処方・調剤に慣れている医師や薬剤師の行動を変えるのは，それほど簡単にはいきません．そこで，後発医薬品をより多く調剤した薬局に高い診療報酬をつけたり，医師が処方箋に薬の名前を一般名で書いた場合（先発医薬品に限定されないので薬局は後発医薬品を調剤できる）に高い診療報酬をつけたりして，後発医薬品の使用を増やそうとしました．同様に，後発医薬品がまだそれほど普及していなかったころは，後発医薬品の薬価を先発品の7割と比較的高めにして（後発医薬品は先発医薬品に比べると開発費用が少ないので，たとえ薬価が7割でも企業の利益は大きくなる），後発医薬品メーカーを育てました．こうした取り組みの結果，後発医薬品の使用が一定程度進むと，今度は徐々に後発医薬品の薬価を下げて（先発品の7割→6割→5割），薬剤

費を抑制する方向にシフトしています.

　ただし, 診療報酬は, 医療サービスの単価を決めているだけなので, 量(回数)はコントロールできません. そのため医療機関・薬局は, 収入(の総額)を確保するため, 単価が下がれば量(回数)を増やす可能性があり, 結果的に「薬漬け, 検査漬け」を招くおそれがあります. それを防ぐために導入されたのが包括化(いわゆる「まるめ」)で, 2003年に大学病院等の特定機能病院に対して, DPC(Diagnosis Procedure Combination:診断群分類)に基づいて入院1日当たり定額の報酬にするDPC/PDPS制度が導入されました. 現在では特定機能病院に限らず, 急性期病院の多くがDPC/PDPSを採用しています.

　包括化することにより, 確かに「薬漬け, 検査漬け」は免れますが, 診療報酬を増やそうとして, より単価の高い(重症の)分類に上げようとする(アップコーディング)おそれがあります. また, 包括化がいきすぎると, 逆に, 必要な医療サービスすら行わずに済ます「安かろう, 悪かろう」を招くおそれがあり, これは患者にとってマイナスです. ただ当然ながら, "必要な医療サービス"の範囲は患者によって違うので, 一律に報酬を決めることは難しい面もあります.

6-3 薬価基準

　薬価基準は, 診療報酬と同じく,
・公的医療保険が適用できる医薬品の種類や量を示す.
・公的医療保険が適用できる医薬品の単価を示す.
という2つの役割があります. 公的医療保険制度では基本的に, 保険収載されており薬価が付いた薬しか使えません.

　新薬が新たに薬価収載された場合の薬価の決め方は, 大きく「類似薬効比較方式」と「原価計算方式」とに分かれ, 既に類似の薬(作用メカニズムが同じ薬など)がある場合は「類似薬効比較方式」, 類似の薬がない場合は「原価計算方式」が適用されるのが基本です. 新薬開発には長い年月と多額の費用がかかりますので, かかった研究開発費を回収するため, 製薬企業はなるべく高い薬価を期待します(そうでなければ製薬企業が新薬を開発するインセンティブが働かなくなってしまう). その半面, 薬価が高くなると, その分, 患者の自己負担額が増え, ひいては公的医療保険全体への負担が大きくなります.

　例えば 2014 年 9 月に発売された抗がん剤オプジーボ®（一般名ニボルマブ）は，初めは皮膚がんの一種である悪性黒色腫の治療薬として承認されたため，対象となる患者数が限られており（数百人程度），少数の患者への使用で研究開発費を回収する必要もあって，薬価が高く設定されました（標準的な投与方法で年間 3,500 万円）．ですが後に，肺がんに対する適応が追加承認されたことから，使用が想定される患者数が増え，ある試算によると，年間の薬剤費の総額が 1 兆 7,500 億円にまで膨らむとされました．ただし実際のオプジーボ® の売上は，2016 年 4〜9 月の半年間で 533 億円，海外で販売する会社からのロイヤリティー収入は 87 億円でした（小野薬品工業平成 29 年 3 月期第 2 四半期決算短信による）．オプジーボ® に限らず，公的医療保険制度の中で高額な薬剤をどう扱うかは，難しい問題です．

　薬価は診療報酬と同じく 2 年に 1 度改定され，これを薬価改定といいます．診療報酬を改定する前年に「薬価調査」を実施し，市場実勢価格（市場で卸が医療機関・薬局に販売する価格）を把握した上で，市場実勢価格に若干の上乗せ分を加えた額に改定されることになっています．

　医療機関や薬局は，卸業者から薬を仕入れ，使った分は公的医療保険から薬価で償還を受けます．市場実勢価格と償還価格（薬価）との差額が薬価差です．卸業者は，医療機関や薬局により多くの薬を購入してもらうため価格を割り引きますので，必ずいくらかの薬価差が生じます．つまり，市場実勢価格は元の薬価を上回ることはなく，通常は，改定のたびに薬価は下がります（販売直後の価格より高くなることはない）．これは，製薬企業にとっては，新薬をコンスタントに開発しない限り，売り上げの拡大が見込めない仕組みといえます．その代わり，新薬が "画期的" であると認められれば，保険収載時に高い薬価が付けられます．ここでも国は，経済的なインセンティブを使って，よりよい新薬開発を促そうとしているわけです．

　厚労省は，医療現場で長年使われている薬は薬価を下げず，一方で，想定より巨額の売り上げがあった薬は大幅に下げる方針を打ち出しました．薬価を維持する対象は，鎮痛薬のアスピリンやモルヒネなど，医療現場で幅広く使われ，しかも医療に欠かせない薬です．これらの薬は長年にわたって薬価が下がり続けると，製薬企業が撤退するおそれがあることがかねて指摘されていました．一方，大幅値下げの対象となるのは，がん治療薬や C 型肝炎治療薬など，当初の予定より年間の販売額が大幅に増え，販売額が 1,000 億円を超える薬です．

オプジーボ® に関してはこの「市場拡大再算定」ルールが適用され，2017年2月から薬価が50％引き下げられることになりました．しかし，このような仕組みについては，製薬業界から反対する声も挙がっています．

---

column　医療技術評価

　治療成績を高め，患者の命を救うために，新しい診断・治療法が日々開発されています．ただその一方で，財源には限りがあり，すべてを賄うことには限界もあります．そのため，「どんな技術を」「どのくらいの価格で」国の医療制度に組み入れればよいのか，慎重に考える必要があります．これは日本だけでなく各国に共通する問題です．

　そこで注目されているのが医療技術評価（Health Technology Assessment）という考え方です．日本でも2012年に，中医協に「費用対効果評価専門部会」が設置され，日本の制度にどのような形で医療技術評価を組み入れるかを検討しています．2016年からは「試行的導入」として，一部の医薬品・医療機器に対して費用対効果のデータの提出を求めています．

　費用対効果の基本的な考え方は，ある医療サービスが一定の効果をあげるために，どのくらいの費用がかかるのか（＝医療サービスの「効率」）を評価するというものです．その際に重要なのは，(1) 投入（インプット＝費用）と算出（アウトプット＝結果）の両方を考慮していること，(2) 複数のプログラム間の比較をすることです．

　例えば，患者1人につき100万円かかる薬（A）と150万円かかる薬（B）があったとします．それぞれの薬の治癒率は，Aが60％（100人に使用して60人が治癒），Bが80％（100人に使用して80人が治癒）だったとしましょう．すると，1人が治癒するためにかかるお金は，Aは（100万円×100人）÷60人≒167万円，Bは（150万円×100人）÷80人≒188万円となり，1人を治癒させるためにかかるコストはAの方が安くなります．ですが，実際に助かる人数はBの方が多いので，患者を助けるという意味からはBを使いたくなるのは当然です．そこで，かけられるお金を「治癒する患者1人当たり○○万円まで」などとあらかじめ決めておくという方法が考えられます．

　ただし実際には，そう単純ではありません．費用が余分にかかっても（上記の例では1人当たり50万円プラス）Bを使うことが認められるかどうかは，単に費用だけでなく，病気の重篤さ，患者数，（A，B以外の）治療の選択肢など，さまざまな側面を考え合わせた上で，社会的合意に至る必要があります．

6-4 混合診療の禁止

　厚労省は，公的医療保険制度の基本的な考え方として，「必要な医療については基本的に，保険診療で行われるべきである」，「保険が適用されるのは，治療の有効性・安全性が確認された医療である」ことを挙げています（図6-5）.

　そのため，治療の有効性・安全性が認められない研究段階の医療や特殊な医療に公費や保険料を充てることはできないし，有効性・安全性を確認して保険に収載するのはあくまで国であり，医療専門職や患者が決めることはできません．そして，健康保険法上，保険診療（保険がきく医療サービス）と保険外診療（保険がきかない医療サービス＝自由診療）を併用（混合）して行うことは，基本的に禁止されています．これを「混合診療の禁止」ルールといいます．混合診療を行った場合は，保険がきく部分も含めて，全体が自由診療，すなわち全額自己負担になります.

　具体的に説明しましょう．図6-6は，「めまい」という同じ症状で，病院に受診したAさんとBさんを示しています．Aさんは，初診料などの保険がきく医療（α）と，保険がきく治療（β）を受けました．この場合Aさんは，αとβに相当する診療報酬の3割を自己負担として支払います．一方，Bさんは，初診料などの保険がきく医療（α）の部分はAさんと同じですが，保険のきかない特殊な治療（γ）

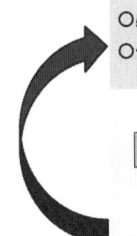

○必要な医療については基本的に、保険診療で行われるべきである。
○保険適用となるのは、治療の有効性・安全性が確認された医療である。

公的医療保険制度として
我が国の医療保険制度は公費、保険料を財源として成り立っていることから、保険給付の範囲の適正化等を図る必要がある。

例：治療の有効性・安全性が認められない、研究開発目的の医療や特殊療法は公費や保険料を充てるのになじまない。

患者にとって
医療サービスは、高度に専門的な内容を含むものであり、かつ、患者の生命・健康に直接かかわることから、患者の判断に委ねるには限界がある。

例：医師から保険適用の療法よりも、費用は高いが保険適用外の療法の方が効くと言われれば患者は断りにくい。

図 6-5　公的医療保険制度の考え方
（厚生労働省，規制改革会議厚生労働省提出資料）

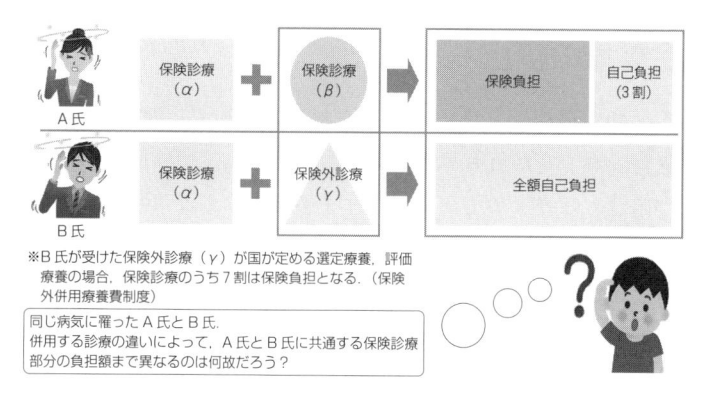

図 6-6 保険診療と保険外診療の併用療養制度（いわゆる混合診療）
（内閣府，規制改革推進室提出資料）

を受けたとします．その場合Bさんは，「混合診療の禁止」ルールのため，保険の
きく α の部分も含め，全額を自己負担しなければならないことになります．

　国は「混合診療の禁止」を設ける理由について，有効性・安全性が確認されてい
る医療サービスであり，患者の治療に必要なものであれば保険診療で行われるの
で，わざわざ保険がきかない医療サービスを混合してする必要がないと説明してい
ます．医療専門職と患者の間には情報の非対称性がありますので，混合診療を認め
てしまうと，医師から「保険はきかないけどいい治療法がありますよ」などと言わ
れた場合に，患者はそれが本当に「いい」治療法かどうか判断がつかなくても断り
にくく，結果的に患者にデメリットがある（有効性・安全性が確認されていない医
療サービスに多額のお金を払うデメリットと，有効性・安全性が確認されていない
医療サービスにより健康被害が生じるかもしれないデメリットの両方）という考え
方です．

　「混合診療の禁止」ルールは，特にBさんが，Aさんなら保険がきいて3割負担
で済む α の部分まで全額自己負担しなければならないことへの理解が得られにく
く，これまで何度も議論になってきました．最近では2013年11月に，国の規制改
革会議および公開ディスカッションで「混合診療の禁止」ルールが取り上げられま
した．

　では，混合診療はまったくできないかといえばそうではありません．それが「保
険外併用療養費制度」です（図6-7）．国が認めた評価療養（先進医療，医薬品・

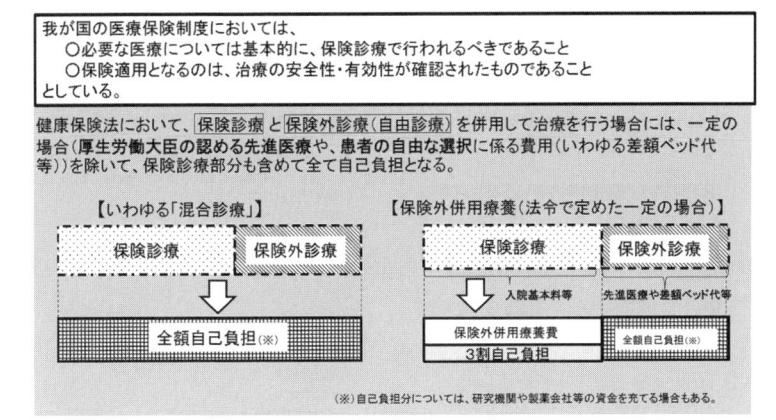

図 6-7　保険外併用療養費
（厚生労働省，規制改革会議厚生労働省提出資料）

医療機器の開発時の治験に伴う診療など）や選定療養（差額ベッド，予約診療，大病院の初診など）に限って，保険がきく部分と保険がきかない部分を併用（混合）することが認められています（図6-8）．例えば差額ベッドの個室に入院した場合，患者は，差額ベッド料については全額自己負担，それ以外の基礎的部分については3割負担（残りの7割は保険から支払われる）になります．混合診療を全面的に解禁はしない代わりに，一部のみ例外を設けているわけです．

　他の医療機関からの紹介状を持たずに大病院（200床以上）を受診した場合も，選定療養費として自己負担が必要です．患者に経済的な負担を課すことにより，診療（プライマリ・ケア）は地域の医療機関（開業医など）で行い，そこで大病院への受診が必要と判断された患者は，紹介状を持って大病院を受診するという，医療機関の機能分化が進むことを狙ったものです．

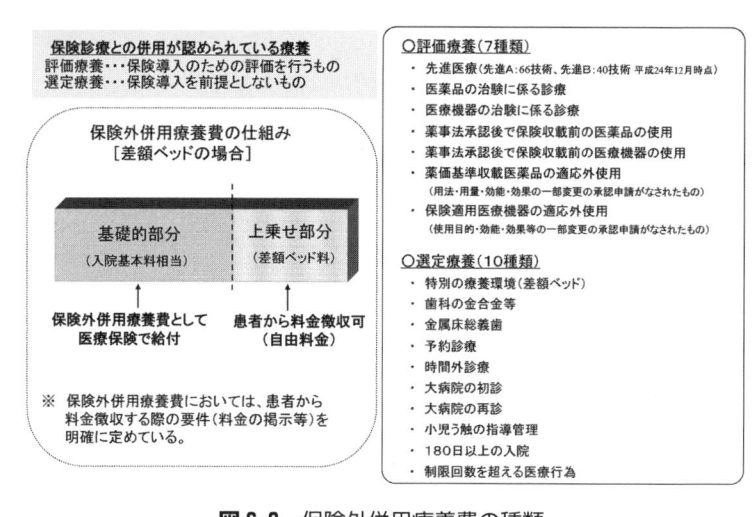

図 6-8　保険外併用療養費の種類
（厚生労働省，規制改革会議厚生労働省提出資料）

---

column　**混合診療の解禁を求めて患者が国を訴えた裁判**

　「混合診療の禁止」ルールを争点とする裁判も起こりました．原告は腎臓がんの患者で，2001 年に県立がんセンターで腎臓の摘出手術を受けたのですが，しばらく後に転移が見つかり，放射線治療を受けました．さらに，保険がきくインターフェロン療法と，保険がきかない免疫療法を併用する治療を受けていました．ところが「これは混合診療にあたるのではないか」と問題点を指摘する記事が週刊誌に出たことをきっかけに，県立がんセンターは 2005 年に免疫療法をやめる判断をし，それを患者に告げました．患者は従来通りの治療を希望し，混合診療を求める裁判を 1 人で起こしたのです（清郷伸人（2006）混合診療を解禁せよ　違憲の医療制度，ごま書房）．

　この裁判はもつれました．地裁判決（2007 年 11 月 7 日）は原告の患者側の勝訴，しかし高裁判決（2009 年 9 月 29 日）では被告の国側が逆転勝訴しました．そして 2011 年 10 月 25 日，最高裁判決により国の勝訴が確定しました．このようにして「混合診療の禁止」ルールは維持されることになったのですが，最高裁の裁判官 5 人のうち 4 人が補足意見を述べるなど，ルール自体に「わかりにくい」面があるのは否めません．

6-5 混合診療の拡大：患者申出療養

　国が例外的に認める混合診療の仕組みである「保険外併用療養費制度」の中に，2016年度から新たな仕組みとして「患者申出療養」がつくられることになりました（図6-9）.

　これは，がんや難病といった，有効な治療薬が乏しい病気の治療に直面している患者からの申し出があったときに，国内で未承認の薬の使用や，承認はされているが適応症に入っていない薬の使用などを，すみやかに保険外併用療養にできるようにする仕組みです．特に，患者申出療養として初めての治療を実施する場合は，医療法に基づく臨床研究中核病院（2015年12月時点で，国立がん研究センター中央病院，東北大学病院，大阪大学医学部附属病院）が申請し，臨床研究として実施することになっています．

　患者申出療養が制度としてうまく運用されるかどうかは，まだわかりません．医療費の総額が年々増える中で，公的医療保険制度を維持するためには，新しい（そして高価な）技術や薬の収載には慎重にならざるを得ませんが，一方で，技術や薬

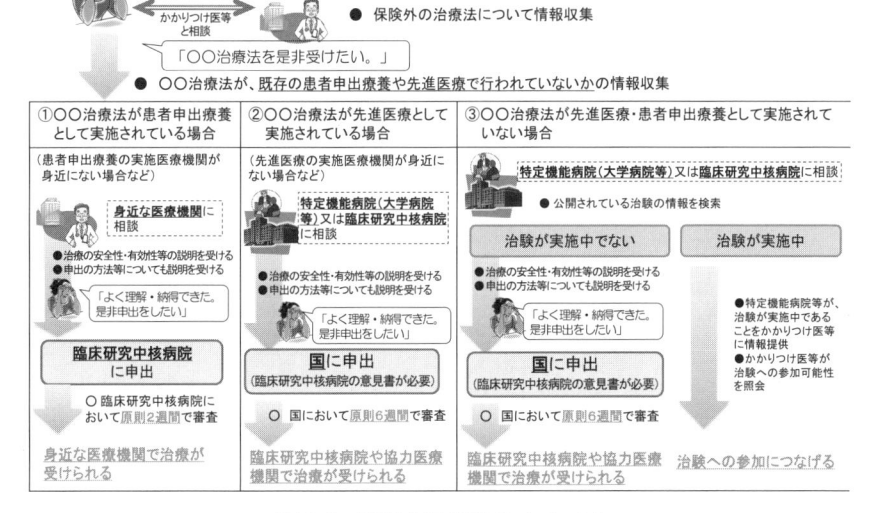

図 6-9　患者申出療養のイメージ
（厚生労働省，中央社会保険医療協議会総会（第304回）資料より）

は進歩しており，また，既存の治療では治癒が見込めない患者も大勢いるため，保険外の治療を受けたいという希望にできるだけ応えることも求められます．そのジレンマの中でまとまったのが患者申出療養といえます．

---

column　**混合診療の原則解禁と保険外併用療養費制度の比較**

　混合診療を原則解禁するという考え方と，混合診療を原則禁止する代わりに限定的に保険外併用療養制度を設けるという考え方を比較したのが図 6-10 です．この資料は，2013 年の規制改革会議で用いられたものです．負担の平等性，提供される医療の範囲，患者の選択，医療格差，公的保険への影響という 5 つの観点で比較しています．

（元の資料は以下 URL からダウンロードできます）

内閣府　規制改革会議　公開ディスカッション（2013 年 11 月 28 日）

http://www8.cao.go.jp/kisei-kaikaku/kaigi/meeting/2013/discussion/131128/gidai1/ agenda.html

資料 1-1　内閣府規制改革推進室提出資料

http://www8.cao.go.jp/kisei-kaikaku/kaigi/meeting/2013/discussion/131128/gidai1/ item1-1.pdf

	いわゆる混合診療の原則解禁	保険外併用療養費制度
負担の平等性	保険診療が認められている医療についてまで保険給付を受けることができないのは不合理．	医療の質を落としかねない保険外診療と併用される保険診療を保険給付の対象としないことは合理的．
提供される医療の範囲	医師が提供する医療の範囲を制限するのは望ましくない．	効果が必ずしも明らかではない医療サービスが提供される懸念がある．
患者の選択	患者が自らの責任において医療を選択できるようにすべき．	専門知識のない患者は，医師の勧奨を受け入れざるを得ないのではないか．
医療格差	原則解禁することで，自ら治療を選択できる人の割合が増加する．	いわゆる混合診療を解禁すると，保険給付範囲が縮小し，低所得者が必要な医療を受けられなくなる懸念がある．
公的保険への影響	保険適用を重点化するとともに，公的保険と私的保険を組み合わせる等により，保険財政の健全化を図ることが可能．	保険料負担の見直し，公定価格（診療報酬，薬価）の抑制等により，保険財政の健全化を図ることが可能．

図 6-10　混合診療の原則解禁と保険外併用療養費制度の比較
（内閣府，規制改革推進室提出資料より一部改変）

7章
一般用医薬品・健康食品

SCENE 7

薬学生のジュンヤが，遊びに行った祖母の家で話をしています．

ジュンヤ　「おばあちゃん，久しぶり．相変わらず元気そうで何よりです」

祖母　「遊びに来てくれてうれしいわ」

ジュンヤ　「あれ，テーブルにサプリメントの瓶がいっぱい……これ全部飲んでるの？」

祖母　「そうよ．疲れ目にいいとか，膝の痛みにいいとか，体によさそうなことをテレビで言うものだから，つい買ってしまうの．全部で5種類よ」

ジュンヤ　「そんなに！お医者さんでもらった薬も飲んでいるんでしょう？」

祖母　「もちろん，お医者さまにいただいた薬も飲んでいますよ．でも，それとこれとは別よ」

ジュンヤ　「別じゃないよ．もしかしたら，お薬とサプリメントで飲み合わせがあるかもしれないじゃないか」

祖母　「あら，飲み合わせって何？」

ジュンヤ　「おばあちゃん，聞いたことないの？薬の成分と，サプリメントに含まれる成分が影響しあって，薬の効き目が悪くなることがあるんだよ」

祖母　「ちっとも知らなかったわ．ジュンヤにそう言われてみると，確かに心配ね」

ジュンヤ　「今度，薬局で薬を受け取るとき，おばあちゃんの飲んでいるサプリメントを一緒に持っていって，薬剤師に見せながら相談するといいよ」

祖母　「薬剤師？でも，別の薬やサプリを買わされやしないかしら」

ジュンヤ　「薬剤師は薬の専門家だから，必要のない薬やサプリを売りつけたりはしないよ」

祖母　「それなら安心だわ」

7-1 一般用医薬品のネット販売

　医薬品には，医師が処方する医療用医薬品以外に，医師の処方箋がなくても買える一般用医薬品があります．一般用医薬品は，大衆薬，OTC（over the counter）医薬品などとも呼ばれています．一般用医薬品を上手に使って，医療機関を受診するほどではない症状（軽症のかぜ，頭痛など）の軽減や体調管理に役立てることを，セルフメディケーションといいます．

　従来，一般用医薬品は，薬局等で薬剤師に症状を相談しながら（薬剤師と対面で）購入するのが当たり前でした．ですが，近年のインターネットの普及に伴い，2014 年に，他の商品・サービスと同様，ネット販売（買う側にすればネット購入）が解禁されました（図 7-1）．

　一般用医薬品のネット通販が社会問題になったきっかけは，2006 年 6 月に成立，2009 年 6 月に施行された改正薬事法（現・医薬品医療機器等法）に遡ります．このときの法改正の大きなポイントは，登録販売者という新たな職種を設け，薬剤師でなくても一般用医薬品の販売ができるように規制を緩和したことです．背景には，一般用医薬品の販路を，薬局やドラッグストアだけでなく，コンビニやスーパーマーケットなどにも広げたいという企業側からの要望がありました．

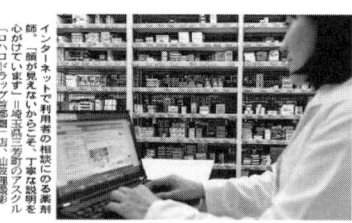

図 7-1　薬のネット通販が"解禁"
（2014 年 6 月 13 日，朝日新聞）

　登録販売者になるのは，薬剤師になるより簡単です（以前は受験資格を得るのに一定期間の実務経験が必要でしたが，2015年度からは学歴・年齢・実務経験いずれも不問）．登録販売者を雇ったり，自社で養成したりすれば，医療とはまったく関係のない業種であっても，薬剤師を雇うより安い人件費で一般用医薬品を販売できるようになったわけです．

　法改正のもう1つのポイントは，登録販売者を導入するのと並行して，一般用医薬品にリスク分類を導入し，リスクの大きさによって第1類から第3類までの3段階に分けたことです（表7-1）．第1類医薬品は，「副作用などにより，日常生活に支障をきたす程度の健康被害を生じるおそれがあり，特に注意が必要なもの」で，薬剤師が情報提供を行った上で販売することが義務付けられています（登録販売者は販売ができません）．第2類医薬品は，第1類よりはリスクが低いとみなされるもので，一般的なかぜ薬や胃腸薬などの多くは第2類に分類されます．登録販売者でも販売ができ，情報提供も努力義務（〜努めなければならない）にとどまります．そして，第1類，第2類以外のビタミン剤や整腸薬などは第3類医薬品とされ，登録販売者でも販売でき，情報提供についても特に定めがありません．そのため，ドラッグストアなどでは，第2類，第3類医薬品を消費者が直接手に取ることのできる棚に並べて販売していることもあります．現在，一般用医薬品の外箱には

表7-1　一般用医薬品の分類

	第1類医薬品	第2類医薬品	第3類医薬品
リスクの程度	⦿高 ◀──────────────────────────▶ 低⦿		
	副作用などにより，日常生活に支障をきたす程度の健康被害を生じるおそれがあり，特に注意が必要なもの．	副作用などにより，日常生活に支障をきたす程度の健康被害が生じるおそれがあるもの．	第1類，第2類以外のもの．
医薬品の例	H_2ブロッカーを含む一部の胃薬，毛髪用薬など	かぜ薬，解熱鎮痛薬，胃腸薬など	ビタミン剤，整腸薬など
対応する専門家	薬剤師	薬剤師または登録販売者	薬剤師または登録販売者
専門家による情報提供	義務	努力義務	―

（政府広報オンライン）

必ず，リスク分類が表示されています．

　厚生労働省は，改正薬事法の施行に合わせて，それまで特に規制のなかった通信販売について，規制を設けました．省令で「医薬品は対面販売が原則」であるとして，一般用医薬品の通信販売（ネット販売も）を第3類医薬品に制限したのです．ですが，一般用医薬品のネット販売を新たなビジネスにしようとしていた企業（そもそも，法改正して登録販売者をつくったのは，一般用医薬品の販売を新たなビジネスとして育てる目的があった）や，従来から遠方の顧客に対して薬を郵送していた一部の薬局（漢方薬の専門薬局など）は，この省令に猛反発しました．

　そこで厚労省は，2009年2月に「医薬品新販売制度の円滑施行に関する検討会」を設けて打開を図りました．検討会では，薬剤師団体や薬害被害者団体の委員は「薬はリスクが高い商品であり，ネット販売には向かない」「にせものの薬の横行を招きかねない」などと主張したのに対し，ネット通販会社や業界団体の委員（楽天の三木谷会長兼社長も委員として参加していた）は「対面販売に限定するのは利用者にとって不便」「ネット販売でも薬剤師が関与することは可能」などと譲りませんでした．結局，2009年2月から5月にかけて7回も開催されたにもかかわらず，議論は平行線のままで結論は出ませんでした．

　検討会での議論と並行して，2009年5月に，ネット通販業者の1つであるケンコーコム等2社（以下はケンコーコムと略）が，一般用医薬品のネット販売を禁止する規制（省令）は行き過ぎであり，営業の自由を保障する憲法に違反するとして，国を訴えました（表7-2）．1審（2010年3月）の東京地裁はケンコーコムの訴えを棄却しましたが，2審（2012年4月）の東京高裁では，ケンコーコム側が逆転勝訴しました．東京高裁は「医薬品のネット販売を禁じる規定は，法律（薬事法）から厚生労働省令への委任範囲を超えている」というケンコーコムの主張を認め，法律の委任がないのに（法律の下に位置づけられる）省令で事業者の権利を制限することはできないとして，ネット販売権を認めたのです．国は最高裁に上告しましたが，最高裁は2013年1月にこの上告を棄却，高裁判決が確定しました（表7-3）．

　最高裁で結論が出た以上，厚労省としても，一般用医薬品のネット販売を第3類医薬品だけに制限する省令を見直さざるを得なくなりました．そこで2013年2月に「一般用医薬品のインターネット販売等の新たなルールに関する検討会」という検討会を改めて立ち上げました．しかし，この検討会でも意見が対立し，2月から

表7-2　ケンコーコム等2社の主張

「現在，問題なく行われている医薬品の郵便等販売について，それに起因した問題や事件が存在しないにもかかわらず，明確な理由のないまま一般用医薬品のインターネット「販売そのもの」を禁止するような規制は，法律的な見地からみても，行き過ぎた過度の規制であって，営業の自由を保障した憲法に違反」
「医薬品を棚に陳列するだけで，お客さまにセルフで取りに行かせ，パッケージを見るだけで買い物かごに入れ，アルバイトの店員がレジを打ち，代金をいただいて，袋につめてお渡しする．こんな売り方が「対面」であるというだけで安全でしょうか？」

(ケンコーコムプレスリリース，2009年5月25日より抜粋)

表7-3　最高裁判決（2013年1月11日）要旨

・インターネットによる郵便等販売に対する需要は現実に相当程度存在する．
・（ネットを含む）郵便等販売を広範に制限することへの反対意見は，一般消費者のみならず，専門家・有識者等の間にもある．
・ネット販売を新たに規制すると，これまでやってきた者の職業活動の自由を相当程度制約することが明らか．
・一方で，新薬事法では，郵便等販売の規制等が規定されておらず，その趣旨を明確に示すものもない．
・したがって，省令（法律より下）でネット販売を禁じるのは新薬事法の趣旨に添わず，違法．

5月までの間に11回も開催されたにもかかわらず結論は出ず，6月13日に公表されたとりまとめは，意見の羅列，両論併記にならざるを得ませんでした．不毛な議論に終わったという印象は免れません．

　どんな論点で意見が対立したのでしょうか．

(1) 利便性

ネット販売賛成派：これだけインターネットが発達して，ネット経由でさまざまな商品・サービスを購入できるのに，一般用医薬品のネット販売ができないのは時代遅れ．ネット販売を規制すれば患者の利便性を大きく損ねてしまう．足が悪い，薬局が家から遠いなどの理由で，薬局やドラッグストアまで一般用医薬品を買いに行くのが困難な人もいる．

ネット販売反対派：一般用医薬品を衣料品や食料品など他の商品と同じように考えるのは誤りだ．ネット販売は利便性が高いというが，薬の専門家である薬剤師のア

ドバイスを受けながら，自分に合った医薬品を購入する方が，購入する側にとってはよほど安心だ．かかりつけ薬局を決めておけば，一般用医薬品だけでなく，医療用医薬品や健康食品との飲み合わせも含めてチェックしてもらえる点もメリットになる．

(2) 安全性

ネット販売賛成派：一般用医薬品を対面で販売すれば安全で，ネット販売なら危険という考え方はそもそも間違っている．対面で販売している薬局やドラッグストアでも，十分な確認や服薬指導なしに一般用医薬品を販売していることがある．ネット販売でも薬剤師がメール等で対応できるし，電子的に購入履歴が残るため，大量購入などをチェックできて，かえって安全が確保される．

ネット販売反対派：いったんネット販売を許したら，クリック1つで購入できるので，安易な購入や大量購入が増えるに違いない．薬剤師による個別指導も行き届きにくい．賛成派はネット販売でも薬剤師がメール等で対応できるというが，メールに回答しているのが本物の薬剤師であるかどうか確認できない．

　実際，一般用医薬品だから安全（副作用が起こらない）とはいえません．2009〜2013年度の5年間に製造販売業者から医薬品医療機器総合機構（PMDA）に報告された，一般用医薬品による副作用症例は計1,225例（年に200〜250症例程度）で，うち，死亡が15例，後遺症が残ったのが15例でした（2015年4月8日消費者庁プレスリリース，表7-4）．死亡や後遺症が残った症例の主な副作用は，スティーブンス・ジョンソン症候群，中毒性表皮壊死融解症，肝障害，間質性肺疾患，腎障害，喘息発作重積などでした．極めてまれではありますが，死亡に至る副作用が起こっているのです．

(3) 偽造・粗悪品

ネット販売賛成派：ネット販売業者には適切な商品の管理ができず，偽造・粗悪品が混ざるというのは反対派の思い過ごしだ．きちんとした商品を取り扱っているネット店舗は業界が認証を与えて表示できるようにすれば，偽造・粗悪品を扱っているような店舗とは区別でき，消費者から選んでもらえる．

ネット販売反対派：海外のサイトなどで売られている粗悪な健康食品を購入し，健

表7-4　一般用医薬品による副作用症例数（2009～2013年度）

薬効分類	症例数	うち死亡例数	うち後遺症が残った症例数	死亡や後遺症が残った症例の副作用名
総合感冒薬（風邪薬）	400	8	9	中毒性表皮壊死融解症，間質性肺疾患，スティーブンス・ジョンソン症候群，肝障害，肝壊死，急性汎発性発疹性膿疱症，尿細管間質性腎炎，腎障害，心不全
解熱鎮痛消炎剤	279	3	2	喘息発作重積，呼吸障害，心室性頻脈，意識変容状態，スティーブンス・ジョンソン症候群，小脳性運動失調
漢方製剤	134	1		間質性肺疾患
禁煙補助剤	72			
耳鼻科用剤	39			
下剤，浣腸剤	28			
その他の生薬及び漢方処方に基づく医薬品	25			
鎮咳去たん剤	24	2		劇症肝炎，心室性頻脈，意識変容状態
その他	224	1	4	薬物性肝障害，糸球体腎炎，歯槽骨炎，網膜剥離，肺塞栓症
総計	1,225	15	15	

（医薬品医療機器総合機構，副作用が疑われる症例報告に関する情報）

康被害に遭っている例もある．ネット販売では偽造・粗悪品が混じりやすく，仮に混じっていた場合に消費者が判別しにくい．実際，ネットショッピングで粗悪な商品を買わされたり，健康食品に本来含まれていないはずの医薬品成分が含まれていたりする事例が繰り返し起こっている．

　これらの議論を経て，安全性を確保するためのさまざまな"防波堤"をつくった上で，一般用医薬品のインターネット販売が解禁されました（図7-2）．質の低いネット販売業者対策として厚労省は，一般用医薬品の販売サイト一覧をウェブサイ

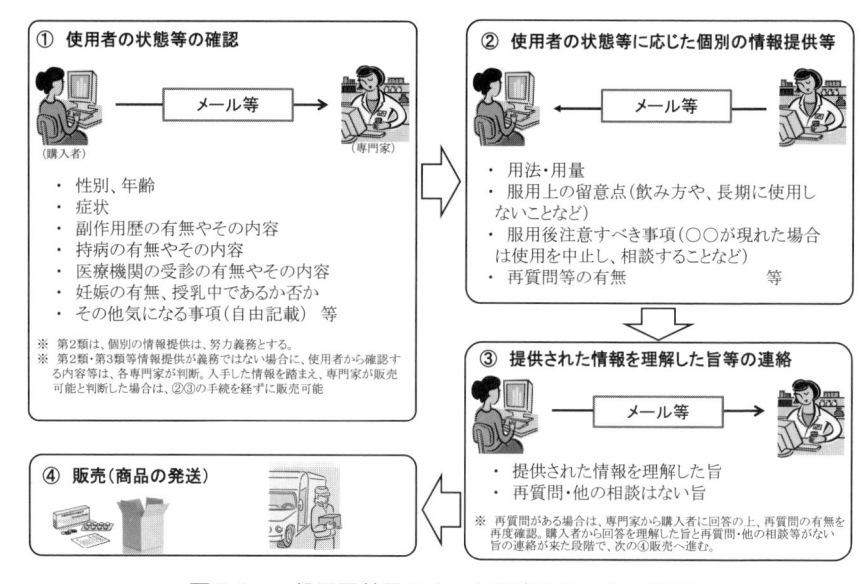

図 7-2 一般用医薬品のネット販売のルールの概要
(厚生労働省，一般用医薬品のインターネット販売について)

ト (http://www.mhlw.go.jp/bunya/iyakuhin/ippanyou/hanbailist/) で公表して
います (図 7-3)．販売ルールを遵守していないサイトは名指しされますので，消
費者がサイトを判断するのに役立ちます．ただ，あらかじめこのリストを確認して
から購入するサイトを決める消費者がどのくらいいるかはわからないので，効果に
は限界もあります．

(4) 経済性

ネット販売賛成派：人口の高齢化に伴い，一般用医薬品はこれから市場がますます
伸びる分野であることは間違いない．特に「人に知られたくない悩みに対する薬」
は，薬局で買うのは気が引けるという人が多いので，誰にも知られずに買えるネッ
ト販売は消費者ニーズが高く，ビジネスチャンスになる．

ネット販売反対派：ネット販売が解禁されると，商品価格を値下げして客を集める
ようになる（店舗にかける経費が節約できるため値下げが可能）．その結果，薬局

各自治体から厚生労働省に報告された一般用医薬品を販売するホームページのアドレスを掲載しています。（平成27年11月末時点）

一覧に掲載されているホームページにおいて、法令に違反しているおそれがあるものなどを発見された際には、こちらのメールアドレス（hanbai-site@mhlw.go.jp）にご連絡ください。

また、薬局や薬店の許可を取得せずに医薬品を販売する違法な販売サイトや、偽造医薬品などを販売している販売サイトに関する情報もお寄せください（連絡先はこちら）。

〇薬局や薬店の許可なしで医薬品を販売する旨をホームページに記載しているサイト
〇販売ルール不遵守サイト

ルールに沿って販売するサイトが検索できる仕組み．薬局や薬店の許可を得ずに医薬品を販売する旨をホームページに記載していたり、販売ルールを遵守していないサイトは名指しされる．

図 7-3　一般用医薬品の販売サイト一覧
（厚生労働省）

やドラッグストアでは見るだけで、購入するのはネットを使う、いわゆるショールーミング化が起こる．小規模の薬局は、大量に仕入れて安売りする大規模ネット企業に太刀打ちできず、薬局やドラッグストアで一般用医薬品を買う人が減ると、薬局の経営が苦しくなり、その結果、地域から薬局が撤退することになりかねない．しかしそうなると、災害など緊急時に医薬品を供給する拠点がなくなってしまい、公衆衛生上も問題だ．

　結局のところ、賛成派（ネット通販企業）、反対派（薬剤師・薬局）ともに、自らの利益に固執し、妥協点を見いだすことはできませんでした．

　このように、厚労省での議論が進まないのに業を煮やした官邸は、アベノミクスを掲げた「日本再興戦略」を閣議決定（2013 年 6 月 14 日）し、その中で、一般用医薬品のインターネット販売を解禁することを明記しました．以下がその文言です．

　　「一般用医薬品を対象とするインターネット販売を認めることとする．その

　　際、消費者の安全性を確保しつつ、適切なルールの下で行うこととする．ただ

　　し、「スイッチ直後品目」等については、他の一般用医薬品とはその性質が異

　　なるため、医療用に準じた形での慎重な販売や使用を促すための仕組みについ

　　て、医学・薬学等それぞれの分野の専門家による所要の検討を行うこととし、

　　本年秋頃までに結論を得て、所要の制度的な措置を講ずる.」

　最終的に、一般用医薬品は、ごく一部の「要指導医薬品」（薬剤師による対面販売に限定される）を除き、第 1 類医薬品を含めてほぼすべてについてネット販売が

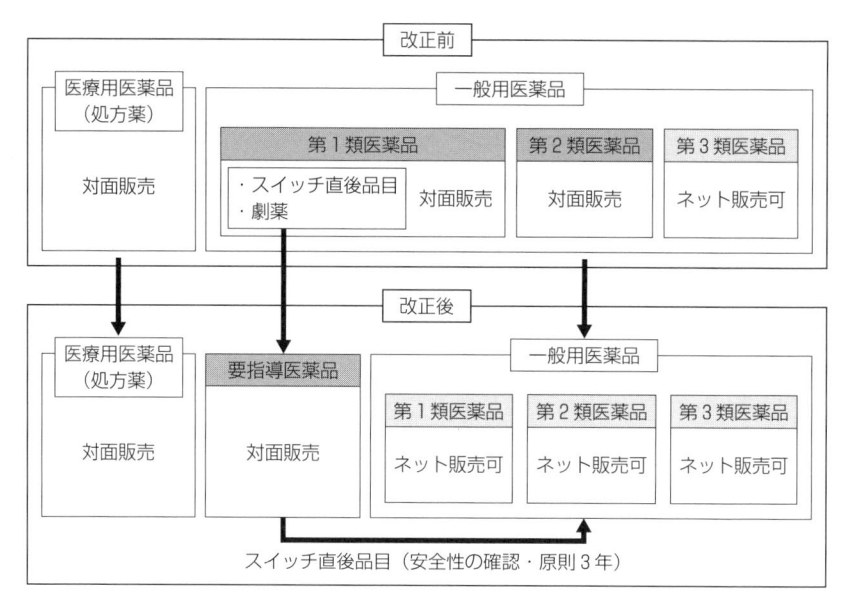

図 7-4　一般用医薬品のネット販売
（政府広報オンライン）

できることになりました（図 7-4）．ただ，その後の調査によれば，顧客がメールで問い合わせをした場合に返信のあったインターネット店舗の割合は年々下がっています（平成 25 年度一般用医薬品販売制度定着状況調査，2014 年 6 月）．ネット販売で，顧客一人ひとりのニーズに応じたきめ細かいサービスができているか，心もとない結果です．一方で，ネット販売が解禁された後，一般用医薬品による健康被害が急に増えたということも報告されていません．

7-2　新たな健康食品：機能性表示食品

　前述の「日本再興戦略」では，一般用医薬品のネット販売以外にもいろいろなことが提案されました．そのうちの 1 つが健康食品です．以下のような方針が示されました．

　「いわゆる健康食品等の加工食品および農林水産物に関し，企業等の責任において科学的根拠をもとに機能性を表示できる新たな方策について，今年度中に

　検討を開始し，来年度中に結論を得た上で実施する．検討に当たっては，国ではなく企業等が自らその科学的根拠を評価した上でその旨および機能を表示できる米国のダイエタリーサプリメントの表示制度を参考にしつつ，安全性の確保も含めた運用が可能な仕組みとすることを念頭に行う.」

　この方針を受け，消費者庁は 2013 年 12 月に「食品の新たな機能性表示制度に関する検討会」を設け，2014 年 7 月に報告書をまとめました．こうして誕生したのが「機能性表示食品」です．

　「○○が気になる方へ」「年齢に伴い減少する成分」「もう手放せません」といった，いかにも健康によさそうなキャッチコピーの付いた健康食品がたくさん販売されています．しかし，そもそも健康食品という名称に，科学的，または法律上の定義はありません．単に健康食品と称しているだけでは，実際に「健康によい」のかどうか，必ずしも明らかではありません．

　数ある健康食品のうち，健康の維持や増進に役立つ機能を表示することが公的に認められているのは，「保健機能食品」だけです．保健機能食品以外は，健康補助食品，自然食品など，どんな名称であっても，"いわゆる健康食品" と呼ばれて区別されています．"いわゆる健康食品" は，広告などでいかにも健康によさそうな表現が使われていたとしても，それが科学的な根拠があるとまではいえません．

　保健機能食品は，ビタミンやミネラルなど特定の栄養成分が対象の「栄養機能食品」，製品ごとに安全性と有効性を国が審査し，表示を許可する「特定保健用食品（通称トクホ）」，さらに，2015 年より新しくできた「機能性表示食品」に分類されます（図 7-5）．それぞれの特徴は以下です（消費者庁パンフレットより）．

栄養機能食品：1 日に必要な栄養成分（ビタミン，ミネラルなど）が不足しがちな場合，その補給・補完のために利用できる食品．すでに科学的根拠が確認された栄養成分を一定の基準量含む食品であれば，特に届出などをしなくても，国の定めた表現によって機能性を表示できる．

特定保健用食品：健康の維持増進に役立つことが科学的根拠に基づいて認められ，「コレステロールの吸収を抑える」などの表示が許可されている食品．表示されている効果や安全性については国が審査を行い，食品ごとに消費者庁長官が許可する．

機能性表示食品：事業者の責任において，科学的根拠に基づいた機能性を表示した食品．販売前に安全性および機能性の根拠に関する情報などを消費者庁長官へ届け

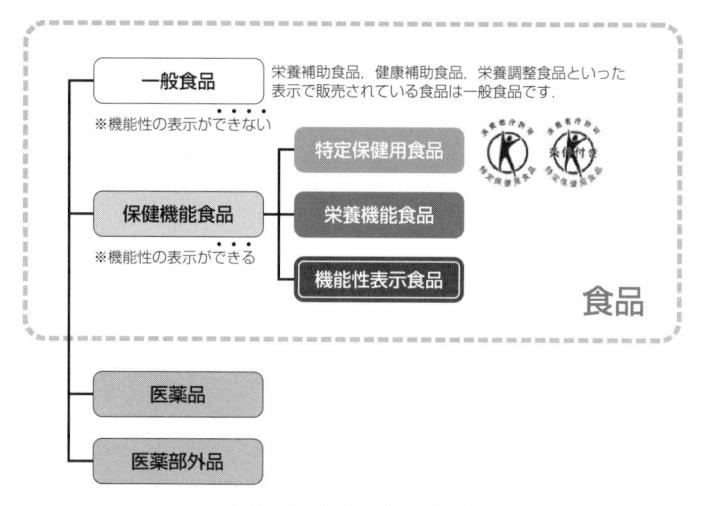

図 7-5　健康食品の分類
（消費者庁）

出る．ただし，特定保健用食品と異なり，消費者庁長官の個別の許可を受けたものではない．

　以前は，健康に関する具体的な表示ができるのは「特定保健用食品（トクホ）」だけでしたが，人間を対象とした比較試験を行い，個別に国の審査を受けなければならないため，開発する企業にとってはハードルが高いものでした．そこで，安全性や機能性の根拠を消費者庁に届け出れば表示ができるようにややハードルを下げたのが，機能性表示食品といえます．

　当然ながら，国の審査を受けないからといって，根拠もなく機能性の表示ができるわけではありません．事業者は国の審査を受けない代わりに，機能性の根拠となる情報を，販売前に消費者庁に届け出ることになっています．届け出られた情報は，消費者庁のウェブサイト（http://www.caa.go.jp/）に公表されるので，消費者が内容を確認することができます（図 7-6）．

　消費者庁のウェブサイトのトップページにある「機能性表示の届出情報」をクリックすると，届出番号順に公開情報が表示されています．公開情報には，わかりやすい言葉で書かれた一般消費者向けと，より詳しく書かれた有識者向けの 2 種類

販売しようとする機能性表示食品の科学的根拠等に関する基本情報

（一般消費者向け）

商品名	パーフェクトフリー
食品の区分	■加工食品（□サプリメント形状、■その他） □生鮮食品
機能性関与成分名	難消化性デキストリン
表示しようとする機能性	本品には難消化性デキストリン（食物繊維）が含まれます。 　難消化性デキストリンは、食事から摂取した脂肪の吸収を抑えて排出を増加させるとともに、糖の吸収をおだやかにするため、食後の血中中性脂肪や血糖値の上昇をおだやかにすることが報告されています。 　本品は、脂肪の多い食事を摂りがちな方や食後の血糖値が気になる方に適しています。

図 7-6　機能性表示食品の一般消費者向け情報（一部）

ありますが，どちらも無料でダウンロードが可能です．肝心の"機能性"については，最終製品を用いた臨床試験，または，最終製品または機能性関与成分に関する研究レビューのいずれかで評価されることになっています．

　臨床試験とは，試験管内の実験や動物実験ではなく，人間を対象とする試験です．研究レビューも，基本的に人間を対象とする研究が対象です．言い換えれば，製品に含まれる成分を試験管内で分析したり，マウスなどの動物で実験したりしただけでは，機能性を表示するに足る科学的根拠とはみなされません．研究レビューとは，過去に行われた研究を，一定の手順に沿って系統的に収集し，個々の質を評価した上でまとめたものです．

7-3　消費者の選択の自由と「自己責任」

　一般用医薬品がインターネットで購入できるようになったり，機能性表示食品が市場に出回ったりすることにより，一般の消費者の選択の幅が広がることは確かです．その代わり，消費者には，商品を購入すべきかどうか，また，購入する場合にどれを選ぶかについて，自己責任が求められます．

　商品の売り手と買い手の間には情報の非対称性がありますので，選択に自信が持てないこともあります．だからこそ消費者には，宣伝文句をうのみにするのではな

く，できるだけ客観的な情報を集め，それを評価することが求められます．商品を購入する際は，その商品をつくっている会社の担当者の話だけでなく（単なるセールストークかもしれない），競合する商品と比較したり，ユーザーの評価を参考にしたりして慎重に考えるべきです．同時に，インターネットの普及により，さまざまな商品やサービスの「ユーザーレビュー」（クチコミも含めて）が容易に検索できるようになったことも，消費者の選択に大きな影響を与えています．ただし，ネット上のレビューはその真偽が確認できないという限界もあります．

　公表された情報の中から自分の求める情報を探し当て，その内容を理解することは，一般の消費者には難しいことも多いですし，それ以前に，情報の信頼性を見極める必要性を自覚できていない人も少なくありません．医薬品の臨床試験について基本的な知識のある薬剤師であれば，健康食品に関しても，消費者に代わって情報を検索し，その内容を吟味し，消費者の相談に応えることができるでしょう．トクホや機能性表示食品に限らず，健康食品の中には，医薬品の作用に影響を及ぼす可能性のあるものもありますので，薬剤師の専門性が役に立つはずです．

column　トクホの許可取り消し

　製品ごとに国の審査を受け，パスしたはずの特定保健用食品（トクホ）であっても，販売後にその品質が保たれていないことがあります．2016年9月，消費者庁は，以前に国の許可を得ていた特定保健用食品（トクホ）6商品について，高血圧などに効果があるとする成分（ペプチド）の含有量が表示より少ない，あるいは含まれていないことが判明したとして，これらの製品を販売していた日本サプリメント株式会社に対し，トクホの許可を取り消しました．この問題を受けて消費者庁は，トクホの全製品について，有効成分量が正しく含まれているかを調査するよう，各企業に要請しました．

column　食品安全委員会の「健康食品に関するメッセージ」

　食品安全委員会は 2015 年 12 月に，健康食品に関する「メッセージ」を公表しました．これらのメッセージはいずれも常識的なことですが，あえてこのようなメッセージを出したということは，それだけ，一般の消費者の自己判断に基づく選択に危ういところがある，さらに言えば，売り手の宣伝文句に乗せられて不要な出費をしてしまっていることの表れではないかと思います．薬剤師は薬の専門家として，一般用医薬品や健康食品（機能性表示食品を含む）の購入を考えている一般の消費者に，適切なアドバイスができる立場にいます．専門家としてしっかりした知識・技能・態度を備えることは当然ですが，その能力をどう生かすかを考えることも大切です．
（以下は，委員長・座長からの「国民の皆様へ」と題された呼びかけ文）

　「若さと健康を願うあなたに」，「△△の健康のための○○」といったキャッチフレーズを，毎日たくさん見聞きします．そして，医薬品のようにカプセルや錠剤の形をしたサプリメント，「健康によい」成分を添加した飲料や食品など，さまざまな「健康食品」が売られています．今や国民のおよそ半分の方々が，こうした「健康食品」を利用されているという調査もあり，「健康食品」市場が拡大しています．これは，健康で長生きしたいという古来変わらない人々の願望の表れでしょう．
　「健康食品」がこのような願いに応えるものならばよいですが，残念ながら，現代でも「これさえ摂れば，元気で長生きできる」という薬や食品はありません．それどころか逆に，「健康食品」で健康を害することもあります．しかも，そのような情報は皆様の目に触れにくいのが現状です．消費者は，「健康食品」のリスクについての情報を十分に得られないまま，効果への期待だけを大きくしやすい状態に置かれているといえます．
　食品安全委員会ではこういった状況を憂い，幅広い専門家からなるワーキンググループを作り，「健康食品」の安全性について検討しました．まず「健康食品」から健康被害が起こる要因を挙げ，次にその要因ごとに，健康被害事例などを含めた文献などからの科学的事実を調べ，皆様に知っていただきたい要点として取りまとめました．そうして作成した報告書からさらに抜粋して，皆様に向けて 19 項目のメッセージをまとめました．これらには「健康食品」で健康被害が出ることをなくしたいという本委員会の願いを込めました．
　その中でお伝えしたいことのエッセンスは下記のとおりです．「健康食品」を摂るかどうかを判断するときに，是非知っておいていただきたいことをまとめてあります．これらを読んで，「健康食品」についての科学的な考え方を持って，その判断をしてください．健康被害を避けるためにとても大切な知識です．

　「健康食品」については，多くの人での何年にも及ぶ長期間の科学的研究が少なく，安全性や有効性が確立しているとはいえません．「健康食品」を利用するかどうかはあなたの判断次第です．信頼のできる情報を基に，あなた自身の健康に役立つ選択をしてください．

　ここでいう「健康食品」とは，「健康への効果やダイエット効果をうたって販売されている食品」を言います．これには，特定保健用食品（トクホ），栄養機能食品，機能性表示食品も含まれます．
　また，ここでは「サプリメント」とは，カプセル・錠剤・粉末・顆粒形態の「健康食品」を言います．

「食品」であっても安全とは限りません．

- 健康被害のリスクはあらゆる食品にあります．身近な「健康食品」にも健康被害が報告されています．
- 「天然」「ナチュラル」「自然」のものが，安全であるとは限りません．これは食品全般に言えることです．
- 栄養素や食品についての評価は，食生活の変化や科学の進展などにより変わることがあります．健康に良いとされていた成分や食品が，その後，別の面から健康を害するとわかることも少なくありません．

多量に摂ると健康を害するリスクが高まります．

- 錠剤・カプセル・粉末・顆粒の形態のサプリメントは，通常の食品よりも容易に多量を摂ってしまいやすいので注意が必要です．

ビタミン・ミネラルをサプリメントで摂ると過剰摂取のリスクがあります．

- 現在の日本では，通常の食事をしていればビタミン・ミネラルの欠乏症が問題となることはまれであり，ビタミン・ミネラルをサプリメントで補給する必要性を示すデータは今のところありません．健全な食生活が健康の基本です．
- むしろサプリメントからの摂り過ぎが健康被害を起こすことがあります．特にセレン，鉄，ビタミンA，ビタミンDには要注意です．

「健康食品」は医薬品ではありません．品質の管理は製造者任せです．

- 病気を治すものではないので，自己判断で医薬品から換えることは危険です．
- 品質が不均一，表示通りの成分が入っていない，成分が溶けないなど，問題のある製品もあります．成分量が表示より多かったために健康被害を起こした例があります．

誰かにとって良い「健康食品」があなたにとっても良いとは限りません．

- 摂取する人の状態や摂取量・摂取期間によって，安全性や効果も変わります．
- 限られた条件での試験，動物や細胞を用いた実験のみでは効果の科学的な根拠にはなりません．口コミや体験談，販売広告などの情報を鵜呑みにせず，信頼のできる情報を基に，今の自分とって本当に安全なのか，役立つのかを考えてください．

（内閣府，食品安全委員会，委員長，座長から国民の皆様へ）

8章

健康・医療情報

SCENE 8

薬学生のサユリが，同じクラスのマリカと話しています．

サユリ　「アイドルの××君，幼なじみの婚約者がいるんだって．大ショック！」

マリカ　「えっ，そうなの？私，聞いたことないけど．どこで知ったの？」

サユリ　「××君のファンらしき人のツイッター」

マリカ　「それって怪しくない？どうしてファンが本人のプライベートなことまで知ってるのよ？それに，ファンって誰よ？」

サユリ　「……匿名だし，誰かはわからない．でも自信たっぷりに書いてあったわよ．すごくリツイートされてるし」

マリカ　「誰が言ったかわからないような情報は，すぐに信用しちゃだめ．SNS はそういうのが多いけどね」

サユリ　「じゃあ，タレントの〇〇ちゃんがテレビで『ロングヘアをサラサラに保つには△△シャンプー』って言ってたのはどう？あの子のサラサラヘアには憧れてるのよ」

マリカ　「それは私も見たことがあるけど，CM でしょ？〇〇ちゃんが本当にそう思って使っている可能性もないとは言い切れないけど，しょせんは CM．CM の目的はシャンプーを売ることだから」

サユリ　「そうか．マリカは情報をうのみにしないなんてえらいわね．さすが，将来はジャーナリストになるって言っていただけあるわ」

マリカ　「ジャーナリストになりたかったのは中学生のころまでよ！薬学部に入学した以上，将来は薬剤師になるつもりよ．昔の情報が今でも正しいとは限らないのよ」

サユリ　「確かに，私も来年くらいには××君のファンを卒業してるかも……」

8-1 インターネットと健康・医療情報

平成 26 年版情報通信白書によると，2013 年末時点のインターネット利用者数は 1 億人を超え，人口普及率は 82.8％になりました．10 歳代から 40 歳代に限ると，ほぼ 100％がインターネットを利用しています（図 8-1）．

当然ながら，情報源としてのインターネットの位置づけもいっそう高まっています．「いち早く世の中のできごとや動きを知る」「世の中の動きについて信頼できる情報を得る」ために最も多く利用するメディアとして，全体ではテレビが最も多いものの，2 番目に多いのがインターネットです．20 歳代に限れば，インターネットがテレビを上回っています（図 8-2）．

健康や医療に関する情報源としても，インターネットの利用が進んでいます．国立がん研究センターが，がんにかかったことのない 20 歳代～60 歳代の男女 568 人を対象に行ったアンケートによると，がんにかかったときの情報源として最も多かったのはインターネット（541 人）で，医師・看護師（498 人）を上回っていました．最近は，患者がネットを使ってさまざまな医療情報を検索したという経験が多数報告されています（図 8-3）．

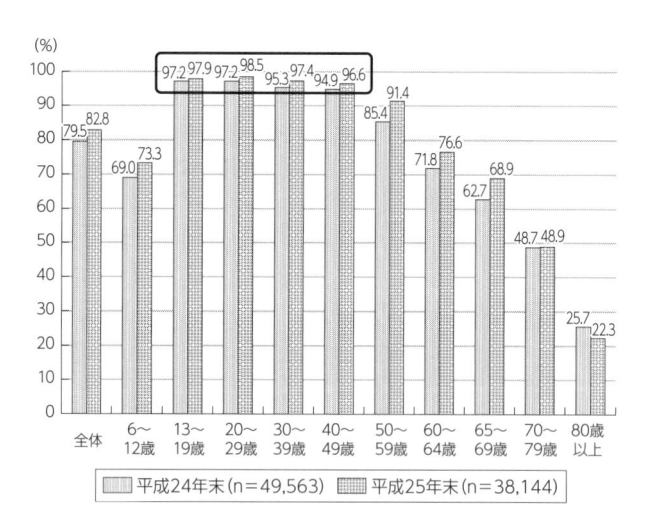

図 8-1 若者はネット接続が当たり前
（総務省，平成 25 年通信利用動向調査）

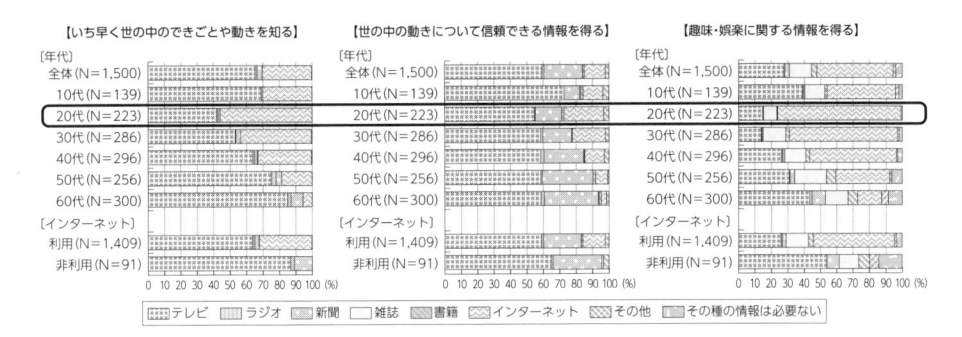

図 8-2　情報源としてのインターネット
（総務省情報通信政策研究所，平成 25 年情報通信メディアの利用時間と情報行動に関する調査）

> 　「肛門を残すのは，ほぼ無理でしょう．仮に残しても，その後必ず便漏れなどの不具合が起きる．人工肛門をお勧めします」
> 　医師の話を聞き，がんの治療を受けることには納得した大島さんだったが，「肛門を残すのは無理」という部分だけ，受け入れる気になれなかった．
> 　「できれば自然な状態で，自分の力で排便したい．そう思いました」
> 　**「大腸」「がん」「手術数」「肛門」「温存」――．インターネットの検索サイトにキーワードを打ち込み，何か新しい情報がないか懸命に探し続けた**．すると，自分と同じようなケースでも，肛門を温存する手術をしている病院があることが分かった．

図 8-3　患者はネットで情報を探す
（朝日新聞，2015 年 5 月 13 日，「患者を生きる」より抜粋，太字は筆者）

　健康・医療に関する情報には，「つくる」「つたえる」「つかう」という 3 種類のプレイヤーがいます（図 8-4）．情報を「つくる」人は，主に医学・薬学の研究者，医療専門職，医療行政に携わる官僚，医療関連企業などで，薬の作用メカニズムを解明したり，病気の診断・治療法を開発したりする人です．情報を「つたえる」人は，ジャーナリスト，大学・企業等の広報担当者に加えて，研究者や官僚自身も（論文の執筆や講演などを通じて）携わっています．そして，情報を「つかう」人は，医療専門職や患者自身に加えて，多くの一般の人々も含まれます．

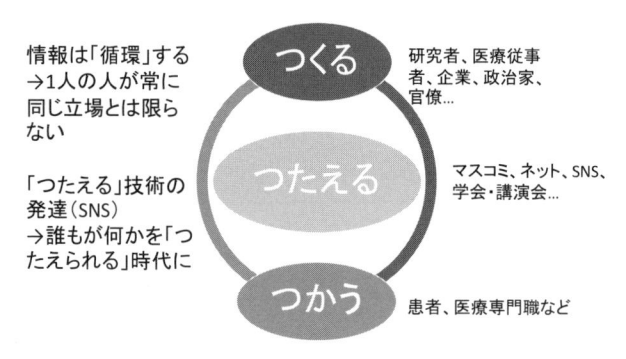

情報は「循環」する
→1人の人が常に
同じ立場とは限ら
ない

「つたえる」技術の
発達（SNS）
→誰もが何かを「つ
たえられる」時代に

つくる

つたえる

つかう

研究者、医療従事
者、企業、政治家、
官僚…

マスコミ、ネット、SNS、
学会・講演会…

患者、医療専門職など

図 8-4 健康・医療情報の「つくる」「つたえる」「つかう」

　従来，健康・医療情報は，「つくる」人から「つたえる」人を経由して，「つかう」人に伝達されるという一方通行でした．ところが，インターネットの普及により，「つくる」「つたえる」「つかう」の役割の差が限りなく曖昧になってきています．「つたえる」ことを専門に担っていたジャーナリストを介さなくても，情報を「つくる」人，そして情報を「つかう」人自身が，ブログやツイッターなどのソーシャルメディアを使って，自分の経験や考えを，直接，不特定多数の人に「つたえる」ことが可能になっています．多くの患者がブログやツイッターで治療経過を発信していますし（2章参照），ブログやツイッターでの発言が反響を呼び，社会的影響力を持つこともめずらしくなくなっています．

　言い換えれば，今や，立場によらず，誰もが時と場面に応じて，「つくる」「つたえる」「つかう」のすべての役割を担うようになっています．情報を「つかう」立場でしかなかった一般の人が，ソーシャルメディアで注目を集め，それが「つたえる」人の目に留まって，さらに拡散されることもありますし，ソーシャルメディアでの反応を「つくる」側の研究者が研究対象として「つかう」ことも出てきました．

　さらに，以前なら医療専門職以外ほぼ閲覧することのなかった専門的，学術的な情報に，インターネットを介して患者や一般の人々が容易にたどりつくことができるようになってきたのも大きな変化です．以前は，薬の添付文書ですら，医師や薬剤師のための情報であって患者が直接見るものではないとされていたのですが，現在では公開（医薬品医療機器総合機構のウェブサイト，https://www.pmda.go.jp/）され，誰でも検索，閲覧ができます．学術論文も含めて，従来なら購入しなければならなかった情報の無料化も顕著です．

こうしたインターネットの影響により，医療専門職と患者の間にある情報の非対称性は，ある程度は小さくなっているはずです．昔なら「素人の知らないことを知っている」だけで専門家を名乗れたのが，今は，特定の狭い分野の情報に限れば，むしろネットを使いこなす素人の方が詳しい（しかも早い）可能性すらあります．

8-2　疑問には 2 種類ある

私たちがインターネットで検索をするとき，何か知りたいこと，調べたいことがあるはずです．「日曜日の TV ドラマに出ていたイケメン俳優は誰？」「明日の野球の試合には傘を持って行ったほうがいい？」など，疑問の中身はさまざまです．

ですが，こと健康・医療に関していえば，調べたい「疑問」は大きく 2 種類に分かれます．1 つはバックグラウンド・クエスチョン，言い換えれば「○○って何？」というタイプの疑問で，情報・知識を問うものです．もう 1 つはフォアグラウンド・クエスチョン，「○○はどうすればいいの？」というタイプの疑問で，情報に基づき，どう行動するかを問う質問です．

バックグラウンドとは「後ろ向き」，言い換えれば過去のいずれかの時点で起きたことに関する疑問，フォアグラウンドとは「前向き」，言い換えればこれから起きる（であろう）ことに関する疑問という意味です（図 8-5）．

例えば，急に寒気がしたので「かぜをひいたかもしれない」と思い，最寄りの薬局に行ったとしましょう．薬剤師から勧められたかぜ薬のパッケージを見ると，薬の有効成分の 1 つとしてジヒドロコデインリン酸塩が含まれていました．そこで，

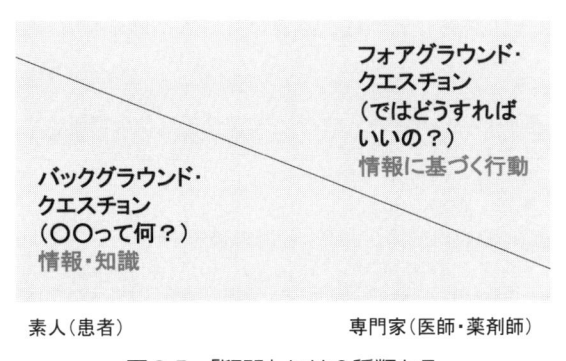

図 8-5　「疑問」には 2 種類ある

「ジヒドロコデインリン酸塩にはどのような作用があるのか？」と疑問に思ったとしましょう．このような疑問が，知識を問うバックグラウンド・クエスチョンです．調べればすぐに，ジヒドロコデインリン酸塩は「鎮咳作用」があるという「答え」がわかります．

次に，「このかぜ薬をいま買うべきか？」という疑問がわいたとします．「買うか」「買わないか」という行動を問うフォアグラウンド・クエスチョンです．この種の疑問は，必ずしも決まった答えがあるわけではありません．「寒気がひどくなりそうなので薬を買って飲もう」と考えるかもしれませんし，「薬は買わずに，早く家に帰ってふとんをかぶって寝よう」と考えるかもしれません．「薬を買おうと思ったけれど，いつも飲んでいる薬がお店になかったので，別の薬局に行ってみよう」ということもあるでしょう．一般的に，フォアグラウンド・クエスチョンの答えは，1つの情報だけで決まるのではなく，いろいろな要素を自分なりに考え合わせた上で決まることが多いです．

健康・医療に関して，患者や一般の人は，そもそも体や病気のことについて知らないことがたくさんあるので，思い浮かぶ疑問の多くはバックグラウンド・クエスチョンです．一方，医療専門職は，バックグラウンド・クエスチョンに対する「答え」はこれまでの学習や経験で既に知っていることが多い（もちろん，知らないこともあるのでバックグラウンド・クエスチョンがまったくないとは言えませんが）ですし，患者の治療に直接的に携わる責任がありますので，何らかの行動に結びつく疑問，フォアグラウンド・クエスチョンが多くなってきます．

健康・医療に関するバックグラウンド・クエスチョンの情報源（表8-1，表8-2）としては，まず教科書を含む定番の書籍が挙げられます．学生ならば身近にいる教師に教わるという方法がありますし，患者ならば主治医や自分の周りの医療専門職

表8-1 バックグラウンド・クエスチョンの情報源 ①

・教科書／参考書／家庭の医学
・教師／医療従事者
・公的資料（法律，白書，役所の通知…）
・インターネットでも「ac.jp（大学）」「go.jp（行政）」
・て（適切性），だ（妥当性）が高いことを重視
・そ（双方向性），じ（適時性）はさほど重視しない
・ろ（労力），ひ（費用）は多少かかるかもしれない

に聞くことができます．適切性（その情報は自分の知りたいことに合っているか？）と妥当性（その情報は確かか？）を優先する考え方です．主治医に聞く方法は，双方向性，適時性という意味からも優れた問題解決法といえます．ただしその際，労力や費用は多少かかるかもしれません．行政や学会（これらは一般的に妥当性の高い情報を提供していると推測できる）もウェブサイトに有用な情報を提供していることがあります．

　一方，フォアグラウンド・クエスチョンの情報源（表8-3，表8-4）としては，医療専門職，家族や友人，他の患者や体験者，セカンドオピニオン（大学病院など大病院ではセカンドオピニオン外来を設けているところもあります），さらにはインターネットの質問サイトなども含め，さまざまな情報源が考えられます．「どうすればよいか？」という行動に関するクエスチョンですので，まずは家族や友人など身近な人の意見を聞くことが多い（双方向性や適時性が高いから）でしょうが，病気の診断や治療に関しては，たとえ家族や友人でも詳しいことはわからないので，主治医や自分の周りの医療専門職に相談する，場合によっては他の医療専門職のセカンドオピニオンを聞くこともあるでしょう．インターネット上にも，患者の体験のデータベースや診療ガイドラインなど，フォアグラウンド・クエスチョンの情報源となり得る情報があります．

表8-2　バックグラウンド・クエスチョンの情報源 ②

医薬品医療機器情報提供ホームページ（http://www.info.pmda.go.jp/）
　・薬の添付文書，重篤副作用疾患別対応マニュアル，審査報告書など
日本循環器学会：循環器学用語集（http://www.j-circ.or.jp/yougoshu/engine/）
　・循環器領域の用語の日英対訳集
UpToDate®（有料）（http://www.uptodate.com/ja/home）

146

表8-3　フォアグラウンド・クエスチョンの情報源 ①

・医療従事者
・家族／友人
・患者／体験者
・インターネットの質問サイト
・セカンドオピニオン

・て（適切性），だ（妥当性）も高いことを期待
・そ（双方向性），じ（適時性）が高いことを重視
・ろ（労力），ひ（費用）はさまざま

表8-4　フォアグラウンド・クエスチョンの情報源 ②

・DIPEx（病気の体験者の「語り」を視聴できる）
・セカンドオピニオン外来（多くの病院で実施，有料）
　患者のデータなどを基に，主治医とは別の医師が見解を述べる．
・診療ガイドライン（有料／無料）
　さまざまな疾患の診断・治療に関する「ガイド」をまとめたもの．
　治療や予防法について，推奨する度合いが示されている．
　医療者向け，患者向けがある．

column　健康・医療に関する疑問を考えてみよう

　健康・医療に関する疑問の例を思いつくままに挙げてみました．
　1. 川島なお美さんのかかった「肝内胆管がん」ってどんな病気？
　2. 夕方から急に熱っぽいけど，お医者さんに行ったほうがいい？
　3. 病院で受ける「エムアールアイ」って何？
　4. 喘息もちの子どもをスイミングスクールに通わせたら，喘息がよくなる？
　5. △△病院の個室に入院したら差額ベッド代はいくら？
　1, 3, 5は，知識を問う疑問，答えのあるクエスチョンですから，バックグラウンド・クエスチョンです．一方，2, 4は，「お医者さんに行ったほうがいいか？」「喘息がよくなるか？」と，行動（を起こすかどうか）に関する疑問，答えが分かれる疑問ですから，フォアグラウンド・クエスチョンです．
　2の「お医者さんに行ったほうがいいか？」というクエスチョンをもう少し掘り下げて考えてみましょう．この場面では，疑問を抱いた当人は，夕方から熱っぽいので，自分はかぜをひいたのではないかと考えているはずです．つまり，「お医者さんに行くほうがいいか？」とはすなわち，「お医者さんに行って治療を受けたほうが回復が早まるか？」という意味だと考えられます．そして，「回復が早まるか」をさらに掘り下げると，本当に知りたい疑問は「今感じている熱っぽさが完全に治

まるまでの時間が短くなるか」だと考えられます．そして，「短くなるか」には，「お医者さんに行かなかった場合に比べて」が含まれているはずです．このように，疑問になる「行動」をより具体的なものにひきつけて考えるのは，とても重要です．

　このクエスチョンには，確実な答えはありません．いま感じている症状（熱っぽさ）の程度，医療機関で受ける診断・治療の内容やその効果の度合い，医療機関を受診することでかえって周囲の患者からかぜをうつされてしまうリスクなど，いろいろな要素が絡み合うはずです．不確実な要素がたくさんある中で，なるべくよい選択をするのが，フォアグラウンド・クエスチョンに対する「答え」です．

8-3　健康情報を吟味する

　情報には，自分にとって意味のある，有用な情報と，それほどでもない情報とがあります．例えば野球，なかでもジャイアンツファンにとっては，ジャイアンツの選手に関する情報や，ジャイアンツの試合結果に関する情報は，ぜひ知りたい情報，自分にとって意味のある情報といえるでしょう．同じ野球でもタイガースの選手に関する情報は，知っていても知らなくてもどちらでもいい，とりたてて意味のない情報になるでしょう．また，サッカーやバレーボールなど他の競技についての情報も，（その競技に興味がなければ）意味のない情報になるでしょう．

　自分にとって，その情報が有用かどうかを示す公式があります（表8-5）．大きければ大きいほど有用性が大きくなる要素としては，「て：適切性：その情報は自

表8-5　情報の有用性の"公式"

・て 適切性（その情報は自分の知りたいことか？）
・だ 妥当性（その情報は確かか？）
・そ 双方向性（その情報をやりとりできるか？）
・じ 適時性（その情報を今知りたいか？）
・ろ 労力（その情報を得るのは大変か？）
・ひ 費用（その情報を得るのにいくらかかるか？）

$$情報の有用性 = \frac{て×だ×そ×じ}{ろ×ひ}$$

（Shaughnessy AF, 1994. 一部改変）

分の知りたいことか？」，「だ：妥当性：その情報は確かか？」，「そ：双方向性：その情報は他人とやりとりすることができるか？」，「じ：適時性：その情報を今知りたいか？」の4種類があり，逆に，大きければ大きいほど有用性が小さくなる要素としては，「ろ：労力：その情報を得るのは大変か？」と「ひ：費用：その情報を得るのにいくらかかるか？」の2種類があります．「て」「だ」「そ」「じ」を分子，「ろ」「ひ」を分母と考えて割り算をすれば，トータルの情報の有用性の大きさが推定できます．

インターネット検索は，労力（ろ）と費用（ひ）がほとんどかからない，つまり分母がものすごく小さいのが特徴です．分母がものすごく小さいために，情報の有用性が高くなりやすいのです（だから便利でつい使ってしまう）．一方，分子のうち，双方向性（自分の検索した結果をすぐ人に教えられる）（そ），適時性（知りたいときに簡単に検索できる）（じ）も非常に高いです．適切性（て）については，検索のしかたによっては，なかなか自分にぴったりの情報にたどりつけないこともあるかもしれません．

問題は妥当性（だ）です．インターネット上にある情報の多くはウワサ話と同様で，確かな情報なのかそうでないのか，確認できないことが往々にしてあります．インターネット上の情報は，信憑性の高いものから低いものまで，いろいろなものが混在しており，しかも，それらが一見したところ同じように見えるという特徴があります．単に情報を知っているだけでなく，その情報の質を吟味して，取捨選択する能力が必要になってきています．健康や医療に関する情報は，場合によっては命にかかわることもあるわけですから，情報を吟味することが非常に重要です．

聖路加国際大学でヘルスリテラシーの研究をしている中山和弘氏らのグループは，一般の人がインターネット上の情報をチェックするポイントとして「いなかもち」を提唱しています（表8-6）．

インターネットを検索すると，検索エンジンが「関連が深い」と判断する情報が上位に出てくるので，古い情報と新しい情報が混在していることがあります．メディアの記事やブログであれば，「いつの情報か？」が確認しやすいですが，そうでないことも少なくありません．

健康・医療に関する情報の場合，「何のために書かれたか？」は，一般の人に健康・医療について知ってもらうことを目的にしていることが大半です．ただしなかには，品物（健康食品，本など）やサービスを売るためのセールストークも混じっ

表8-6　情報は「いなかもち」をチェック

・い いつの情報か
・な 何のために書かれたか
・か 書いた人はだれか
・も 元ネタ（根拠）は何か
・ち 違う情報と比べたか

（聖路加国際大学，ヘルスリテラシー学習用 e ラーニング）

ています．まったくのウソではないかもしれませんが，ポジティブな面を強調し，ネガティブな面は言わない，あるいはこっそりとしか言わない場合もあり得ます．「うのみ」にしてはならない情報の典型です．

　「書いた人は誰か？」については，行政，大学，公的研究所などであれば，一般的には妥当性が高いと考えられます．ブログは，筆者が誰であるかがわからないことが少なくありません（ペンネームを使っている人も多い）．ただ，いわゆる有名人なら何でも信用できるわけではありませんし，たとえ専門家であっても見解が分かれる場合も少なくありません．

　「元ネタ（根拠）は何か？」「違う情報と比べたか？」については残念ながら，インターネットの検索だけではわからない（書かれていない）ことが少なくありません．逆に言えば，ネットで調べた情報は，さらに詳しく調べる際の参考にする程度と割り切るか，あえて根拠を調べるまでもない程度の情報と考えるほうがよいかもしれません．また，検索結果をいくつか比較して，同じ情報であれば，とりあえずは採用するというのも現実的な方法です．

　厚生労働省「「統合医療」に係る情報発信等事業」の「統合医療」情報発信サイト（http://www.ejim.ncgg.go.jp/public/index.html）には，情報の見極め方として，以下の10項目が掲載されています．疫学や EBM（9章）の基本的な考え方を，一般の人にもわかりやすくしたものです．他の情報と比較することを重視している点は，さきほどの「いなかもち」と共通します．

① 「その根拠は？」とたずねよう：病気の予防・治療法に関しては，人間を対象とした研究（臨床研究）で効果が確認されていることが大切．

② 情報のかたよりをチェックしよう：患者の思い込みや医療専門職に対する遠慮

から，情報がかたよる可能性があることに注意.

③ **数字のトリックに注意しよう**：「7割の人が助かる」と「3割の人が助からない」とでは，同じことを述べていても印象が異なる.

④ **出来事の「分母」を意識しよう**：「○○が効いた」という成功体験に接したときは，それを行ったのが全部で何人かを考える.

⑤ **いくつかの原因を考えよう**：因果関係は単純なことばかりではなく，隠れた原因があることもある.

⑥ **因果関係を見定めよう**：原因→結果は，もしかして結果→原因かもしれない.

⑦ **比較されていることを確かめよう**：病気の予防・治療法の有効性を証明するには，他の方法との比較が大切.

⑧ **ネット情報の「うのみ」はやめよう**：信頼性に乏しい情報が紛れていることが少なくない.

⑨ **情報の出どころを確認しよう**：「誰が」「どこで」出した情報かをチェックする.

⑩ **物事の両面を見比べよう**：メリット（ベネフィット）とデメリット（リスク）の両面を比較する.

8-4 ヘルスリテラシー

　健康や医療に関する情報を読んで理解したり，自ら探したり，それを評価したりする能力のことを，ヘルスリテラシーといいます．世界保健機関（WHO）はヘルスリテラシーを「健康の維持・増進のために情報にアクセスし，理解，活用する動機や能力を決定する認知的，社会的スキル」と定義しています．

　WHOの定義に深く関わったアメリカのドン・ナットビーム（Don Nutbeam）は，ヘルスリテラシーを以下の3つに分類するモデルを提唱しました.

① 基礎的・機能的（basic/functional）ヘルスリテラシー：日常生活における基本的な読み書き能力.

② 伝達的・相互作用的（communicable/interactive）ヘルスリテラシー：日常的な活動に積極的に参加し，さまざまなコミュニケーションを通じて，情報を自分で探したり，他人に伝えたりする能力.

③ 批判的（critical）ヘルスリテラシー：得られた情報をうのみにせず，批判的に分析した上で，実際に活用する能力.

また，やはりアメリカのクリスチーナ・ザーカドラス（Christina Zarcadoolas）は，ヘルスリテラシーは以下の4つから構成されるとしています.

① 基本的（fundamental）リテラシー：読み書き，話すこと，計算能力など情報を得るための基礎的な能力.

② 科学的（scientific）リテラシー：科学的な概念に関する基本的な知識，技術の理解，科学の不確実性の理解.

③ 市民（civic）リテラシー：市民として社会的な問題を認識し，意思決定プロセスに参加する能力.

④ 文化的（cultural）リテラシー：健康・医療情報を解釈し，それに基づいて行動するために，文化的側面を認識し活用する能力.

---

column　ヘルスリテラシーの測定尺度（HLS-14）

　個々人のヘルスリテラシーがどの程度なのかを測定する尺度が数多く開発されています. 表8-7は日本人成人を対象にしたヘルスリテラシーの測定尺度です. 1〜5が「機能的ヘルスリテラシー」，6〜10が「伝達的ヘルスリテラシー」，11〜14が「批判的ヘルスリテラシー」に関する項目です.

表8-7　ヘルスリテラシー尺度（HLS-14）

【病院や薬局からもらう説明書やパンフレットなどを読む際に】	8　自分が見聞きした情報を理解できた
1　読めない漢字がある	9　病気についての自分の意見や考えを医師や身近な人に伝えた
2　字が細かくて読みにくい	10　見聞きした情報を基に実際に生活を変えてみた
3　内容が難しくて分かりにくい	【ある病気と診断されてから，その病気やその治療・健康法に関して自分が見聞きした情報について】
4　読むのに時間がかかる	
5　誰かに代わりに読んでもらうことがある	11　自分にもあてはまるか考えた
【ある病気と診断されてから，その病気やその治療・健康法について】	12　信頼性に疑問を持った
6　色々なところから情報を集めた	13　正しいかどうか聞いたり調べたりした
7　たくさんある情報から自分が求めるものを選び出した	14　病院や治療法などを自分で決めるために調べた

(Suka M., *et al.* (2013) The 14-item health literacy scale for Japanese adults (HLS-14), *Environ. Health Prev. Med.*, 18, p407-415)

　健康・医療情報が身の回りにあふれている現在，医療専門職はもちろんのこと，患者や一般の人にとっても，ヘルスリテラシーを備え，高めることが必要になってきています．ただし，どうすればヘルスリテラシーが高められるのかについて，確実な方法がわかっているわけではありません．また，ヘルスリテラシーを高めると同時に，語学力，論理構成力，IT の知識なども併せて必要になってくると思われます．

8-5 マスメディアの記事の評価：メディアドクター

　マスメディアは，以前から健康や医療に関する情報源の1つです．マスメディア，特に報道は「目新しい」ことに大きな価値を置いていますので，「日本初の××手術を実施！」とか「その△△は実は病気かもしれない！」といった類の情報が大きく取り扱われる傾向にあります（そうでなければ，なぜそれをメディアで取り上げるのかの理由が立たない）．情報を入手するための労力や費用がさほどかからないのもメディアの記事の特徴で，「○○（食品）がダイエットにいい！」という情報が出回ると，すぐに○○の売り上げが増える（その情報を得た人が「○○を買う」という「行動」に走る）といった現象もたびたび起こっています．ダイエットにいいという果物や野菜程度ならまだ害が少ないのですが，「がんが××で治った！」といった情報に惑わされて，高価な（しかも効果がない）健康食品を買ったり，かえって体調が悪化したりすると，取り返しがつきません．

　アメリカのベテラン医療ジャーナリストで，ヘルス・ニュース・レビュー（http://www.healthnewsreview.org/）を主宰するゲイリー・シュウィツァー（Gary Schwitzer）氏は，健康や医療に関する記事は「ABC」を備えていなければならないと指摘しています．A は正確さ（accuracy），B はバランス（balance），C は完全さ（completeness）のことです．ここでいう完全さとは，読者が知るべきことがもれなく盛り込まれているという意味です．ヘルス・ニュース・レビューは，2006 年から，アメリカで発表される健康・医療関連の記事を，一定の基準で評価する取り組みを続けており，既に 2,000 本以上の記事を評価しています．ヘルス・ニュース・レビューの評価方法は，もともとはオーストラリアのニューカッスル大学の研究者らが考案した"メディアドクター"指標（チェックリスト）を応用したものです．

　一定のチェックリストを用いてマスメディアの記事を評価する取り組みは，日本でも行われています（メディアドクター研究会，http://mediadoctor.jp/）．メディアドクター研究会は，以下の 10 の指標を用いて評価を行っています．ここで，⑩見出しの適切性は，日本で独自に加えたものです．

① **利用可能性**：現在，日本で利用可能か，どのような人の利用に適しているかについて，正確な情報を提供している．

② **新規性**：新規性の有無や，どのような点が新規であるかについて，正確な情報を提供している．

③ **代替性**：同じ疾患の治療・検査等に利用できる，他の適切な選択肢について述べ，比較情報を提供している．

④ **あおり・病気づくり**（disease mongering）：その治療・検査等の対象となる疾患に対する不安を，明らかに煽る要素がない．

⑤ **科学的根拠**：その治療・検査等の効果や弊害について述べる際，裏付けとなる科学的な根拠を明確にしている．

⑥ **効果の定量化**：その治療・検査等の効果を，適切な数値や指標を用いて述べている．

⑦ **弊害**：その治療・検査等を行うことによる弊害（有害事象の発生頻度や，発生した場合の不利益）について，適切に述べている．

⑧ **コスト**：その治療・検査等を行う際，個々の患者・利用者が負担する費用の目安や費用対効果について，述べている．

⑨ **情報源と利益相反**：独立した複数の情報源の取材に基づいて記事を作成している．複数の情報源に取材できない場合でも，既存の関連資料等を調査し，裏付けを得ている．利益相反の可能性について検討を踏まえた引用や取材を行っている．

⑩ **見出しの適切性**：記事本文の内容を，センセーショナルに扱うことなく，正確に表している．

　以上の 10 のそれぞれの項目について，○（記載されている），×（記載されていない，または記載が不十分），NA（その指標を当てはめることが適切でない）の 3 通りで評価します．こうしてチェックリストに沿って記事を評価することにより，何気なく読んでいた記事の内容がよく把握できるようになり，逆に，記事の限界も見えてきます．

　この指標を用いて，ヒトパピローマウイルス（HPV）ワクチンに関する記事を評価したところ，日本に導入された当初は「効果」に関する記述が強調され，逆に，ワクチンの副反応による被害を訴える被害者団体ができて以後は，「弊害」に関する記述が強調されており，いずれにせよバランスのとれた情報提供ができていませんでした．マスメディアは，「意外性」のあることを報じて耳目を集めることを重視しているため，リスクとベネフィットのバランスが一方に偏った情報になりがちです．しかし，健康や医療に関する情報（例えば治療法や薬に関する情報）は，多かれ少なかれリスクとベネフィットの両面があるので，その両面をバランスよく取り上げる必要があります．

---

column　新聞記事を評価してみよう

　メディアドクター指標を用いて，実際に記事を評価してみましょう．正解があるわけではなく，評価者によって評価結果が異なることもあります．まずは自分1人で記事を読んで評価した後，他の人の評価と比べてみましょう．

9章

EBM
(evidence-based medicine)

SCENE 9

薬学生のジュンコが，大学に講義に来た病院薬剤師のカズオと話しています．

ジュンコ　「カズオ先生，病院の薬剤部のお仕事は忙しいですか？」

カズオ　「そりゃ忙しいよ．でも，患者さんの治療に直接携わることができるから，やりがいがあるよ」

ジュンコ　「病院ではドクターと話す機会も多いんですよね？」

カズオ　「チームの一員として，ドクターと積極的にコミュニケーションを取るのは大切な仕事だからね．病棟で会うことも多いし，患者さんの治療方針を検討するカンファレンスには，僕たち薬剤部も必ず出席してディスカッションするよ」

ジュンコ　「お薬についてドクターと議論することもあるんですか？」

カズオ　「もちろんあるよ．その薬のエビデンスについて医師に聞かれることもあるから，きちんと答えられるように事前に勉強しておくことも大切だよ」

ジュンコ　「エビデンス？」

カズオ　「あれ，エビデンスって聞いたことない？じゃあ EBM は知ってる？」

ジュンコ　「イービーエム…？聞いたことがあるような，ないような……」

カズオ　「evidence-based medicine の略だよ．日本語だと"根拠に基づく医療"と訳されることが多いね．EBM は，今や医師だけじゃなく，薬剤師を含めて医療専門職なら誰もが知っておかなければならない考え方だと思うよ．いわば，医療専門職の共通言語かな．学生のうちにしっかり勉強しておいてね」

ジュンコ　「はーい，頑張ります！」

9-1 EBM とは

日本語の「根拠」には「ある言動のよりどころ」（広辞苑）という意味があります．ただし，健康や医療に関して根拠（エビデンス）という言葉が使われるときは，単なる「よりどころ」という意味を超えて，「人間を対象に科学的な方法で検証が行われている」という意味が含まれます（単なる経験や勘，ひらめきだけでは，根拠とはいいません）．このような意味に基づいて医療を行っていこうという考え方を，根拠に基づく医療（evidence-based medicine＝エビデンス・ベースド・メディシン）といい，頭文字をとってEBM（イービーエム）と呼びます．

EBM は，1991 年にカナダ人の医師で生物統計学者であるゴードン・ガイアット（Gordon Guyatt）氏が書いた短い文章に初めて登場しました．ガイアット氏は，鉄欠乏性貧血が疑われる 70 歳の男性に対する医師の対応の仕方について，昔（EBM 以前）と未来（EBM 以後）とを比較しました．

昔　：医師は先輩に教えてもらった通りの 2 種類の検査をオーダーし，結果に矛盾がなければ鉄欠乏性貧血と診断する．結果に矛盾があれば自分の直観に頼るか，さらに上の医師に相談する．

未来：医師はまず，電話回線で医学文献データベースにアクセスし，2 種類の検査について文献を探す．図書館に頼んで文献をいくつか取り寄せ，関連性の高い 1 本を選んで，検査の能力をチェックする．患者の訴えなどから鉄欠乏性貧血である確率を事前に想定し，検査の結果が出た後にその確率を修正して，方針を決める．

（Guyatt GH. (1991) *ACP J Club.*, 114, A16. より一部抜粋，抄訳は筆者）

「電話回線でデータベースにアクセスする」というくだりにはさすがに時代を感じますが，その後，彼の予測は世界中で現実になりました．ガイアット氏ら「EBM ワーキンググループ」の面々は 1992 年に米国医師会雑誌（JAMA）でEBM の連載を始め，それにより米国内ばかりでなく世界中の医師に EBM の考え方やスキルが知られるようになりました．日本では 1997 年 6 月に厚生省（当時）の報告書に「EBM」という言葉が初めて登場しました．

従来，病気の診断や治療法は概して，専門家（その中でも特に経験が豊富で他へ

の影響力の強い人を"権威"という）の経験に基づく意見や病態生理学（体に異常が起こるメカニズム）の知見を基に決まっていました．一方，EBM は，医師個人の経験，分子・細胞レベルのメカニズム，あるいは動物実験の結果よりも，人間を対象にした研究（臨床研究）から得られたエビデンスを重視し，権威者の意見は，エビデンスとしてはレベルが低いとみなされます．そのため EBM は，「医療界のパラダイムシフト」と言われることがあります．

　EBM が普及した背景には，医療情報が加速度的に増える中で，情報を整理するデータベース化が進んだことと，インターネットの発達にともなって，そのデータベースが利用しやすくなったことがあります．その象徴が，米国立医学図書館（NLM）が 1997 年に，世界最大の医学文献データベース（MEDLINE）を，インターネット上で誰もが無料で利用できるようにした（PubMed）ことです．以来，日本はもちろん世界中で PubMed が利用されています．

　現在，EBM の考え方は，医師だけでなく，薬剤師を含む医療専門職に広く普及しつつあり，診療に携わる誰もが身につけておくべき考え方，またスキルと見なされています．6 年制薬学部でもコアカリキュラムに EBM が含まれており，基本的な考え方やスキルを学習することになっています．EBM の具体的スキル，なかでも文献検索や批判的吟味の方法を学ぶことは，おびただしい数の情報の中から患者の診療上の疑問を解決するために有用な情報を取捨選択するのに役立ちます．病気の診断や治療法などについての指針となる診療ガイドラインも，EBM の手法でつくられることが一般的になっています．

　EBM には 2 つの基本原則があります．1 つ目は，EBM では，エビデンスには階層（ヒエラルキー）があり，それが臨床上の決断に影響するという点です．言い換えると，臨床研究といっても，エビデンスとして強いものから弱いものまでさまざまあるという意味です．エビデンスとしての強さは，臨床研究デザインと深く関係しています（それがすべてではありませんが）．2 つ目は，EBM ではエビデンスを重視するというのはその通りですが，エビデンスだけを重視すると言っているわけではないという点です．

　例えば，ある肺がんの薬について，患者を対象とした研究で，有効であるというエビデンスが得られたとします．しかし，もしその薬が日本で承認されていなければ，国内の患者に使用することはできません．ちなみに，有効性のエビデンスがあって海外では使用が認められているのに，日本では未承認であるために使用できない状態

のことを「ドラッグ・ラグ」といいます．ドラッグ・ラグがあると，治療法の選択肢の幅を狭めることになるので，特に命にかかわるような重い病気の場合は問題です．

　また，当然ながら，そもそも患者の病気が肺がんでなければ，いくらエビデンスがあっても，その薬を患者に使用することはありません．つまり，患者の状態（病気の種類，進行度など）や置かれている環境（国，保険制度など）は，診療上の判断（薬を使うか使わないか）に大きな影響を与えます．さらに，患者自身の価値観も重要です．患者にはそれぞれ自分の考え方や好みがあるので，医療者が患者の思いを無視して「エビデンスがあるのだから，この治療法にする」と決め付けることはできません．例えば，手術をすれば今のつらい症状が軽くなるという根拠（エビデンス）があったとしても，患者が「どうしても手術はイヤ」と考えているのであれば，患者と医療者がよく相談した上で，症状が軽くなることが期待できる別の治療法を選択することもあるでしょう．

　まとめると，EBM とは，臨床研究のエビデンス，患者の状態や置かれている環境，さらに患者の希望やとりそうな行動，この3つを統合させた上で，さらに医師が自らの臨床上の専門性を加味して判断する，という考え方なのです（図9-1）．言ってみれば，ごく当たり前の考え方といえます．

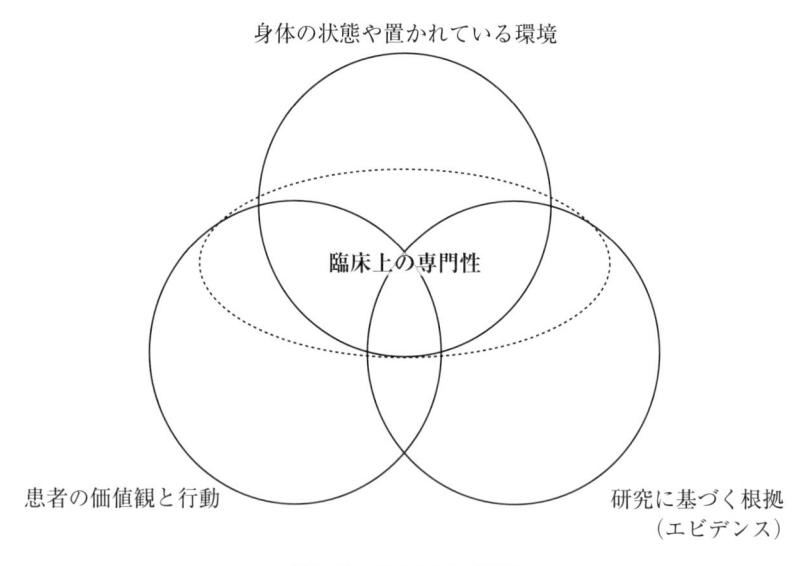

図 9-1　EBM の 3 要素
（Haynes RB., *et al.* (2002) *BMJ.*, 324, 1350）

9-2　なぜ EBM が必要なのか

　健康や医療に関して，なぜ EBM の考え方が必要になってくるのでしょうか．まずは，以下のシナリオ（もちろん仮想です）を考えてみましょう．

シナリオ

　A 子は大学 3 年生の 21 歳（女性）です．春の健康診断では特に異常は見つかりませんでした．特に肥満というわけでもありません．でも，この夏は流行のショートパンツを格好よくはきこなしたいと考えている A 子は，「あと 2 キロダイエットしたい」と真剣に考えています．そんなある日，新聞でこんなニュースを読みました．

> ●新聞記事の例
> トマト：脂肪燃焼を促進する成分
> 京大グループが発見
> ・京都大学の河田照雄教授（食品機能学）らの研究グループは，中性脂肪を減らす働きがある成分をトマトから発見した．メタボリック症候群の改善などに役立つという．米国のオンライン科学誌「プロスワン」に 10 日掲載された．（中略）
> ・研究グループは，**トマトの果汁成分**から，脂肪を燃焼させる遺伝子を増やす物質を探し，「13-oxo-ODA」というリノール酸の仲間を発見した．この成分を**肥満マウス**の餌に 0.02〜0.05％混ぜて 4 週間飼育すると，**血糖値が約 2 割，血中の中性脂肪濃度が約 3 割減り**，脂肪燃焼の指標となる直腸温も 0.5 度以上上がっていた．（後略）
> （毎日新聞，2012 年 2 月 10 日，*PLoS ONE* 7(2): e31317)

　このニュースを読んだ A 子は，ダイエットのためにトマトを食べる（または買いに行く）でしょうか？（ただし，A 子は「トマト嫌い」ではありません）

　こんな女子学生が本当にいるかどうかはわかりませんが，新聞記事は本物です．当時，この研究は複数の新聞で報道されたのに加えて，テレビのワイドショーでも

「1日にトマト6個を食べるとダイエットになる」などと放送されたため，ネット上でも話題になりました．そのせいか，店頭で一時的に品薄になるほどトマトがよく売れたといいます．この記事のポイントは，

・トマト果汁には「13-oxo-ODA」という成分が含まれている．
・「13-oxo-ODA」を餌に混ぜて，肥満のマウスに食べさせた．
・その結果，肥満マウスの血糖値が約2割，血中の中性脂肪値が約3割減った．
・さらに，肥満マウスの直腸温が0.5度以上あがった．

です．ここまで読むと，トマトはダイエットにいいような気がしてきます．しかし，ちょっと待ってください．

・肥満マウスの体重は減ったのか？
・（肥満ではない）普通のマウスでも同じように血糖値や中性脂肪値が下がるのか？
・トマト1個に「13-oxo-ODA」はどのくらい含まれているのか？
・この量をトマトで摂ろうとすればどのくらい食べないといけないのか？
・そもそも，マウスの実験と同じことが人間（A子）にもあてはまるのか？

などについては，記事には一切書かれていません．A子が知りたいのは，あくまで「トマトを食べればダイエットできるのか？」なのですが，残念ながらこの記事は，A子の疑問に直接答えてくれてはいません．つまり，この記事だけでは，トマトがダイエットによいかどうかは「わからない」としか言えないのです．

　その後，トマトダイエットが予想外に世間で騒がれたことから，毎日新聞は続報で，改めて河田教授に取材しました．京大の河田教授は，トマトでやせられるとの情報が飛び交ったことについて，「私たちは『トマトを食べてやせる』という結果を得たわけではない．太った人がトマトを食べれば中性脂肪が下がることを証明したわけでもない」と指摘しました．その上で，「マウスで中性脂肪が減ったので，人でも同様の効果が得られる可能性がある．効果を確認するためには，さらに人で臨床試験を重ねていくことが必要だ」と述べ，実験結果を冷静に受け止めてほしいと訴えました（毎日新聞2012年4月16日）．トマトの研究を行った河田教授は，トマトの効果は臨床試験を行わなければならないことを知っていたのですが，記事

を読んだ（テレビを見た）人は結論を先走り，スーパーにトマトを買いに走ってしまったのです．

実は，この話には続きがあります．2015年になって，別の研究グループが，日本人女性（40歳以上〜60歳未満）にトマトジュース（1回200 mLを1日2回）を飲んでもらったところ，トマトジュースを飲む前に中性脂肪が高かった人で中性脂肪値が下がったという論文を発表したのです．この臨床試験は，マウスの実験ではなく，人間（日本人女性）を対象とした臨床試験ですから，エビデンスとしての価値が高いことになります．ただそれでも，

・この臨床試験の被験者は40〜60歳の女性→21歳のA子では同じ結果が得られるのか？
・中性脂肪が高かった人では中性脂肪が減った→中性脂肪が特に高くない（健康診断で異常なし）A子では同じ結果が得られるのか？

といったことはわかりません．しかも，A子にとってもっとも気になる体重は，この研究では，摂取8週間後も変わらなかったのです．

さらにいえば，この研究では，トマトジュースを飲まなかった人との比較がなされていません．もしかしたら，トマトジュースを定期的に飲むという "実験" に参加した女性たちは，ふだんより健康のことを考え，トマトジュース以外の野菜を多く食べたり，自ら運動をしたりして，健康的な生活を送った可能性もあります．中性脂肪が下がったのは，そうしたトマトジュース以外の要因が関係しているのかもしれませんが，トマトジュースを飲まなかった人と比較されていない以上，なんとも言えません．

もちろん現実問題としては，トマトジュースを飲むことをきっかけに，食生活や運動が健康的になるのなら，それはそれでよいことです．ここで言いたいのはあくまで，トマトジュースの効果を示すエビデンスとしてはこの臨床試験は十分とはいえないということです．

9-3 EBMの5つのステップ

EBMは，5つのステップで進められます（表9-1）．まず重要なのはステップ1

表 9-1 EBM の 5 つのステップ

・Step 1 疑問の定式化
・Step 2 エビデンスの検索
・Step 3 エビデンスの批判的吟味
・Step 4 エビデンスの臨床への適用
・Step 5 Step 1〜4 の評価

の「疑問の定式化」，すなわち，医療専門家（自分自身でももちろんよい）が考えている疑問を，一定の形式，すなわち「PICO（ピコ）」で表すことです．PICO とは，

P：patient（患者：誰に対して）

I：intervention（介入：何をしたら）

C：comparison（対照：何に比べて）

O：outcome（結果：どうなった）

の頭文字をとったものです．PICO の代わりに PECO（ペコ）ということもありますが，この場合の E は exposure（曝露）の意味です．PICO は治療法や予防法など，わざわざ（人為的に）行うことに関して，PECO は食習慣や環境（汚染物質）など自然に経験している（人為的でない）ことに関して使われることが多いようです．

　前のシナリオに沿って PICO を考えてみましょう．

〈PICO ①〉

P：ダイエットしたいと思っている大学 3 年生の女子学生が

I：朝ごはんをトマトジュースだけにすると

C：いつもの朝ごはん（パン 1 枚，卵料理，サラダ，牛乳 1 杯，コーヒー）に比べて

O：1 か月後の体重が 2 キロ減るか？

　PICO としてはよくまとまっています．ただこの場合，いつもはパン，卵，サラダ，牛乳，コーヒーの人と，トマトジュースだけの人を比べており，摂取カロリーに差があるのは明らかです．この場合，トマトジュースだけを飲んだ群で体重は減るかもしれませんが，それがトマトジュースの効果なのか，それとも単に食べる量を減らしたからなのかはわかりません．

　そこで，次の PICO を考えてみます．

〈PICO ②〉

P：ダイエットしたいと思っている大学 3 年生の女子学生が

I：いつもの朝ごはん（パン 1 枚，卵料理，サラダ，牛乳 1 杯，コーヒー）にトマトジュースを加えると

C：いつもの朝ごはん（パン 1 枚，卵料理，サラダ，牛乳 1 杯，コーヒー）だけに比べて

O：1 か月後の体重が 2 キロ減るか？

　今度の PICO は，パン，卵，サラダ，牛乳，コーヒーは両群ともに食べていますので，どちらか一方の摂取カロリーが極端に多いということはないでしょう．いつもの朝食に，トマトジュースを加えるか加えないかで比較するというのは，一見，きちんとした比較のようですが，厳密にはまだ問題があります．

　というのもこの場合，トマトジュースを飲む群と飲まない群とは一目瞭然ですから，トマトジュースを飲む群に入った場合，ダイエットにいいかもしれないトマトジュースを飲んでいるという自覚から，ふだんより運動したり，間食をやめたりといったダイエットによい行動をするかもしれません（逆に，トマトジュースを過信して，食べ過ぎてしまう可能性もありますが）．いずれにせよ，トマトジュースを飲んでいるということがわかるだけで，トマトジュースを飲まないときと比べて，生活パターンが変わってしまう可能性があります．そのため，公平な比較にならないのです．そこで，次の PICO を考えてみます．

〈PICO ③〉

P：ダイエットしたいと思っている大学 3 年生の女子学生が

I：いつもの朝ごはん（パン 1 枚，卵料理，サラダ，牛乳 1 杯，コーヒー）にトマトジュースを加えると

C：いつもの朝ごはん（パン 1 枚，卵料理，サラダ，牛乳 1 杯，コーヒー）にトマトジュースそっくりだがトマト果汁を含まないジュースを加えるのと比べて

O：1 か月後の体重が 2 キロ減るか？

　こうすると，トマトジュースを飲んでいるかどうか，見かけからはわかりません（見かけだけでなく味も，トマトジュースと似ているほうがよりよいのですが，現実的には難しいかもしれません）ので，トマトジュースが朝食以外の生活パターン

に影響を及ぼすこともないことが期待できます．その結果，より客観性の高い（＝余計なバイアスが混じりにくい）比較ができることになるでしょう．

　ここまでをまとめると，以下のようになります．

① 治療法・予防法の「効果」を検証するためには，検証したい疑問を PICO にまとめる．

② PICO を作る際のポイントは，

P：できるだけ具体的に人物像を書き込む．

I：実施する内容を過不足なく書く．

C：I 以外ができるだけ同じになるように書く．

O：その人（自分）にとって最も大切なものを優先する．

　PICO にまとめた疑問は，結局のところ，「A 子はトマトジュースを飲むほうがよいのか？」という疑問です．これはすなわち，「ではどうすればよいか？」という疑問，フォアグラウンド・クエスチョン（8 章）です．バックグラウンド・クエスチョンは PICO にまとめられません．

　最後に，O（アウトカム）についてもう少し考えましょう．A 子の場合，「あと 2 キロダイエットしたい」という願望があることがシナリオからわかりますので，O（アウトカム）は「ダイエット（体重をあと 2 キロ減らす）」とするのが順当でしょう．ただ，なぜダイエットをしたいのかについてさらに突き詰めると，

・足が細くなりたい

・ショートパンツが似合うようになりたい

・女子にもてたい

・男子にもてたい

など「真のアウトカム」が出てくるかもしれません．O は，本当に知りたいことにすべきですが，「真のアウトカム」まではわからないことも少なくありません．その場合は「体重を 2 キロ減らす」といった，わかりやすい（測定しやすい）代用のアウトカムで評価することになります．

9-4 ランダム化比較試験

　こうして考えてみると，I の効果を知るための PICO は，I（何をしたら）群と C（何に比べて）群とを，なるべく同じ条件で比較することがポイントであることが

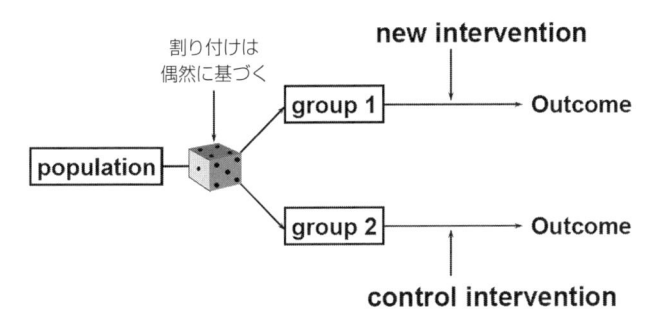

図 9-2 ランダム化比較試験 (RCT)

わかってきます.I 群と C 群とをなるべく均等に分ける方法,それが,くじ引きやサイコロの目が偶数か奇数かなど,偶然に基づいて 2 つ(またはそれ以上)に分ける方法です.この方法のことをランダム化(ランダマイゼーション)といい,ランダム化をした比較試験のことを,ランダム化比較試験(randomized controlled trial,略して RCT)といいます(図 9-2).

くじ引きやサイコロの目など,均等に分けるという割にはいい加減な方法のように感じるかもしれませんが,サイコロの目を何度も何度も振れば,(サイコロに不正がない限り)いずれはどの目も均等に(6 分の 1 の確率で)出ることを利用しているのです.現実の臨床試験では,サイコロではなくコンピューターにつくらせた乱数表などを用います.RCT の論文では,どのような方法でランダム化を行ったのかを明記することになっています.

ランダム化以外の方法でも比較はできますが,その場合,比較の質は一段落ちると考えられています.例えば,I 群か C 群かの指示を書いたカードを封筒に入れて,試験に参加する人が順に 1 枚ずつ封筒を開けていく方法(封筒法)は,一見,バイアスの混じらない分け方に見えますが,封筒を開けた結果が期待外れの場合に次の封筒を開けるという不正が働く可能性があります(おみくじで「凶」が出たら,「吉」が出るまで引き直すのと同じ).

シナリオの例〈PICO ③〉をもう一度考えてみましょう.I(トマトジュース)群と,C(非トマトジュース)群とは,見た目が同じ食事なので,客観的な比較ができそうです.しかし,もしも,I(トマトジュース)群に「規則正しく生活のできる女子学生」(あるいは「体を動かすのが好きな女子学生」や「夏に着る予定の

ショートパンツを買ってしまった女子学生」など）が偏って多く入ってしまったとしたら，仮にⅠ（トマトジュース）群でダイエットに成功した人が多かったとしても，それがトマトジュースのせいなのか，それとも規則正しい生活（あるいは「運動習慣」や「どうしてもショートパンツをはくという気合」）のせいかなのかが，判別できなくなってしまいます．ランダム化を行うことにより，こうしたいろいろな条件を両群間で均等にすることができるのです．

　ランダム化比較試験のもう1つのポイントはマスク化，つまり，RCT にかかわっている人（介入を行う人，介入を受ける人，結果を評価する人）が，誰がⅠ群またはC群のどちらに割り付けられたかを目隠しされている状態にしておくことです．介入を行う人と介入を受ける人のどちらもが目隠しされている場合を二重マスク化，介入を行う人，介入を受ける人，結果を評価する人の三者が目隠しされている場合を三重マスク化と呼びます．

　ランダム化にしろ，マスク化にしろ，日常生活ではほとんど出くわすことのない，わざとらしい方法です．しかし，Ⅰ（何をしたら）の効果を客観的に検証するためには，このようなわざとらしい方法を用いる必要があるといえます．逆にいえば，ある治療法がRCT で検証済みであるかどうかは，介入（治療）法を選択する際の参考になります．

9-5 EBM の実際〜シナリオを使って〜

　今度は，別のシナリオを読んでください．

シナリオ

　あなたは，薬局に勤務する薬剤師です．65歳の男性Kさんは，泌尿器科で前立腺肥大症と診断され，通院治療中です．今までタムスロシンという薬を服用していたのですが，効果が十分でないため，今回からアボルブ® という薬が追加されました．処方箋を受け取ったKさんは，薬局を訪れ，あなたに質問をしました．

（Kさんの質問）

　「私，見てのとおり，髪が薄いでしょう？今日，先生から『今回追加した薬で，髪の毛が生えてくるかもしれませんよ』と言われたので，ちょっと期待

しているんです．本当に毛が生えてくるんですかね？ もしだめだったら，テレビで宣伝していた薬を試してみたいのですが，できますか？」
（Kさんの今日の処方箋）
　タムスロシン塩酸塩 OD 錠 0.2 mg「ファイザー」，1回1錠（1日1錠）
　アボルブ® カプセル 0.5 mg，1回1カプセル（1日1カプセル）
　1日1回　朝食後　14日間

　K さんには今回新たに，アボルブ® カプセル（一般名：デュタステリド）が処方されました．添付文書から，アボルブ® の適応症は「前立腺肥大症」であると確認できます．「脱毛症」の適応はありません．このシナリオから，(1) アボルブ® は「脱毛症」の適応はないのに，なぜ医師は「髪の毛が生えてくるかもしれない」と言ったのか？ (2) K さんの話に出てきた「テレビで宣伝していた薬」とはどんな薬か？——という2つの疑問が思い浮かびます．これらはいずれも「○○って何？」の疑問，つまりバックグラウンド・クエスチョンです．

　まず，(2) に関して調べると（この場合の情報源としてはネットで十分でしょう），日本では，医療用医薬品（医師や歯科医師が処方する薬）を，テレビや新聞などのマスメディアで一般の人に広告することは規制されています．ですが，規制されているのは「商品名を出して宣伝すること」であり，商品名を出さずに，その薬が使われる疾患について広告することは許されています．このような広告のことを，疾患啓発広告と呼びます．そして，「テレビで宣伝していた薬」とはプロペシア®（一般名：フィナステリド）のことだとわかりました．CM では薄毛や抜け毛が気になる人に医療機関への受診を勧めていますが，その理由は，プロペシア® が医療用医薬品だからです．CM は，プロペシア® を製造販売する企業が提供しています（ただし，CM では企業名は出てきません）．CM を出す企業としては，薄毛や抜け毛が気になる人に受診してもらい，医師から「男性型脱毛症」という診断を得て，プロペシア® を処方してもらうことが目的なのです．そして，(1) に関しては，アボルブ® の作用メカニズムを調べるとわかります．アボルブ® はプロペシア® と作用機序（男性ホルモンであるテストステロンをジヒドロテストステロンに変換する「5α 還元酵素」を阻害する）が同じなのです．そのため医師は，「今回追加した薬（＝アボルブ®）で，髪の毛が生えてくるかもしれない」と言ったのだと思われます．

　ここまでが下調べの段階です．いよいよ EBM のステップ 1，PICO づくりです．K さんの疑問を PICO の形で表してみましょう．

〈K さんの PICO〉

P：65 歳男性，前立腺肥大症で通院中．今までの薬（タムスロシン塩酸塩）では効果が不十分だった．髪の薄いのを内心気にしている．

I：アボルブ® カプセル（デュタステリド）を服用．

C：プロペシア®（フィナステリド）を服用．

O：髪が生えてくるか？

　このように，PICO にまとめた「診療上の疑問」に答えるためには，実際に臨床研究を行って検証する必要があります．「作用メカニズムが同じだから」という理由だけでは不十分だというのが EBM の考え方です．

　このように，患者の「診療上の疑問」は，研究者の「リサーチ・クエスチョン」になります．リサーチ・クエスチョンとは，臨床研究で明らかにしたいことを端的に宣言した文章のことです．臨床研究を行うにあたっては，漠然としたクエスチョンを，回答可能なクエスチョンにすることが欠かせません．よいリサーチ・クエスチョンの条件について，京都大学教授の福原俊一氏は「FIRM²NESS」にまとめています（表9-2）．ちなみに英語で「firmness」は「強さ」「堅固さ」という意味です．

　ここまでが EBM のステップ 1 です．次は，この PICO に答えてくれるような先行研究があるかどうか，文献を検索します．これが EBM のステップ 2 です．文献

表9-2 よいリサーチ・クエスチョンの条件＝FIRM²NESS

・**F**easible	：実施でき
・**I**nteresting	：真に興味深く
・**R**elevant	：切実な問題で
・**M**easurable	：科学的に測定可能な
・**M**odifiable	：修正可能な，改善可能な
・**N**ovel	：独自性があり
・**E**thical	：倫理的で
・**S**tructured	：構造化された
・**S**pecific	：具体的・明確な表記を用いて

（福原俊一（2013）臨床研究の道標―7つのステップで学ぶ研究デザイン，健康医療評価研究機構（www.i-hope.jp/）を参照）

データベース（PubMed）を用いて実際に検索してみましょう．検索語として用いるのは，PICO に出てくる言葉です．詳しい説明は省略しますが，基本的に，以下の方法で検索してみました．

＃1　alopecia [Mesh] AND alopecia	P（脱毛症＝alopecia）を含む論文
＃2　dutasteride [Mesh] AND dutasteride	I（デュタステリド）を含む論文
＃3　finasteride [Mesh] AND finasteride	C（フィナステリド）を含む論文
＃4　＃1 AND ＃2 AND ＃3	P と I と C を全部含む論文
＃5　（＃1 AND ＃2 AND ＃3) filter: clinical trial	臨床試験＝clinical trial に限定

注）［Mesh］は medical subject headings の頭文字で，文献の主題・主内容を表す統制語です．

　この方法で検索した結果，該当する臨床試験が 2 件見つかりました．

1.　A randomized, active- and placebo-controlled study of the efficacy and safety of different doses of dutasteride versus placebo and finasteride in the treatment of male subjects with androgenetic alopecia. (*J. Am. Acad. Dermatol.*, 2014 Mar; 70(3): p489–498.)

2.　The importance of dual 5alpha-reductase inhibition in the treatment of male pattern hair loss: results of a randomized placebo-controlled study of dutasteride versus finasteride. (*J. Am. Acad. Dermatol.*, 2006 Dec; 55(6): p1014–23.)

　出版年が新しい 1 の論文を読んでみることにしました．

9-6　RCT 論文を読む

　いよいよ EBM のステップ 3 です．検索してきた臨床試験の論文を実際に読んでみましょう．医学論文には，内容のエッセンスをまとめた抄録（アブストラクト）がついており，PubMed では無料で抄録を読むことができます．抄録は章末の【資料】を参照してください．

　まず，論文の「タイトル」を見てみましょう．論文のタイトルには内容のエッセンスが書かれていることが多いです．逆に，論文を書く場合は，内容のエッセンスをタイトルに入れてわかるようにしておくことが重要です．こうしておくと，論文

の情報を使う側の人から見つけてもらいやすくなるからです．論文のタイトルは以下です．

A randomized, active- and placebo-controlled study of the efficacy and safety of different doses of dutasteride versus placebo and finasteride in the treatment of male subjects with androgenetic alopecia.

（日本語訳）男性型脱毛症の男性の治療における，さまざまな用量のデュタステリドの有効性および安全性を，プラセボおよびフィナステリドと比較した，ランダム化（実薬およびプラセボ対照）研究

　タイトルだけで，この臨床試験の PICO がある程度わかります．

〈論文 PICO ①〉

P：男性型脱毛症の男性に対して

I：さまざまな用量のデュタステリドを投与すると

C：プラセボおよびフィナステリドに比べて

O：（不明）

研究デザイン：ランダム化比較試験

　次は抄録の「方法」欄を読みます．ここまで読むと，この臨床試験の PICO がさらに詳しくわかります．

Men aged 20 to 50 years with androgenetic alopecia were randomized to receive dutasteride (0.02, 0.1, or 0.5 mg/d), finasteride (1 mg/d), or placebo for 24 weeks. The primary end point was hair count (2.54 cm diameter) at week 24.

（日本語訳）男性型脱毛症の 20～50 歳の男性が，デュタステリド（0.02，0.1，0.5 mg/日），フィナステリド（1 mg/日），またはプラセボ群にランダムに割り付けられ，24 週間治療された．主要アウトカムは，24 週時点の直径 2.54 cm あたりの毛髪数であった．

〈論文 PICO ②〉

P：20～50 歳の男性型脱毛症の男性に対して

I：デュタステリド（0.02，0.1，0.5 mg/ 日）を投与すると
C：プラセボおよびフィナステリド（1 mg/ 日）に比べて
O：投与 24 週時点の直径 2.54 cm あたりの毛髪数が増えるか？
研究デザイン：ランダム化比較試験

　どんな試験を行ったのか，具体的にイメージできるようになってきました．ランダム化比較試験は，治療法の効果を検討するのに適した研究デザインですので，読み進めてよさそうです．臨床試験の多くは，本文を一言一句読み通さなくても全体像がわかるように，重要な結果を図や表で表しています．この論文では，参加者の割り付け方法，各群の特徴，そして主な結果（毛髪数のベースラインからの変化）が図表の形で表されていました．

　割り付けを示した図 9-3 で「ITT」と書かれているのは「intention to treat」の略です．解析方法の 1 つで「割り付けられたとおりに解析する」という意味を表しています．ランダム化比較試験では，ITT 解析されているかどうかが，チェックポイントの 1 つになります．各群の特徴は表 9-3 です．そして，24 週時点の直径 2.54 cm あたりの毛髪数は図 9-4 で示されていました．

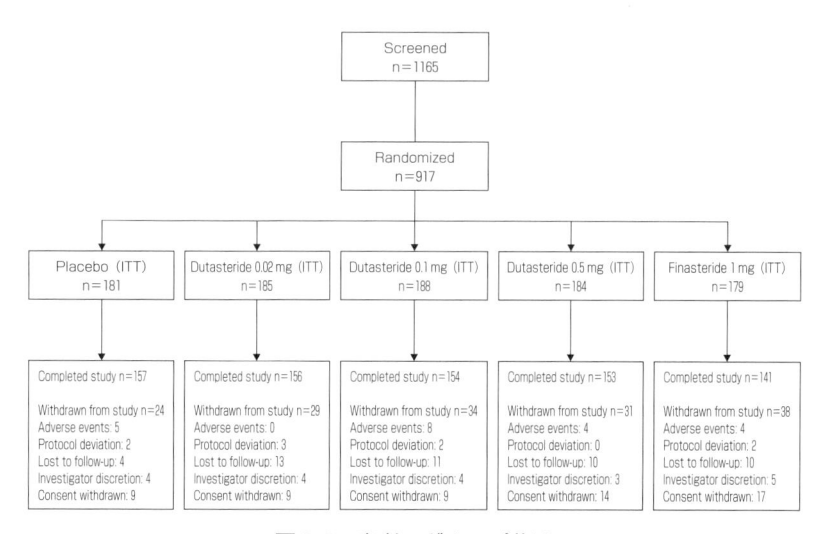

図 9-3　患者のグループ分け

（Gubelin Harcha W., *et al.* (2014) *J. Am. Acad. Dermatol.*, Mar; 70(3): p489-498, Figure.1）

表9-3 各群の特徴

	Placebo	Dutasteride			Finasteride
	N=181	0.02 mg N=185	0.1 mg N=188	0.5 mg N=184	1 mg N=179
Age, y					
Mean (SD)	38.7(8.43)	38.5(7.72)	38.7(7.44)	38.6(7.66)	38.0(7.81)
Minimum-maximum	20–50	21–50	22–50	20–50	21–50
Race, n(%)					
Asian	100(55)	103(56)	103(55)	101(55)	100(56)
Hispanic/Latino	72(40)	71(38)	75(40)	73(40)	70(39)
White, not Hispanic	9(5)	11(6)	10(5)	10(5)	9(5)
BMI, kg/m^2					
Mean (SD)	25.4(3.61)	25.6(3.47)	25.8(4.28)	25.1(3.46)	25.7(4.01)
Minimum-maximum	17.8-37.4	14.1-35.6	17.9-42.2	17.3-38.9	17.3-38.9
Current smokers, n(%)	55(30)	70(38)	70(37)	50(27)	59(33)
Former smokers, n(%)	26(14)	25(14)	29(15)	33(18)	24(13)
Consume alcohol, n(%)	120(67)	118(64)	119(63)	121(66)	117(65)
Age hair loss first noticed, y					
Mean (SD)	29.0(7.84)	29.9(8.06)	28.4(6.79)	29.6(7.73)	29.8(7.45)
Minimum-maximum	17–49	12–49	15–45	13–47	16–45
Currently experiencing hair loss, n(%)	151(83)	152(82)	161(86)	160(87)	154(86)
Baseline Norwood-Hamilton stage, n (%)					
III Vertex	82(45)	77(42)	76(40)	83(45)	79(44)
IV	56(31)	61(33)	65(35)	58(32)	59(33)
V	43(24)	47(25)	47(25)	43(23)	41(23)
Baseline hair count（2.54-cm diameter）					
Mean (SD)	761(227)	774(226)	721(220)	768(218)	764(181)
Baseline hair count（1.13-cm diameter）					
Mean (SD)	148(45.1)	149(45.7)	140(44.6)	149(44.1)	148(37.7)

BMI：body mass index.

（Gubelin Harcha W., *et al.* (2014) *J. Am. Acad. Dermatol.*, Mar; 70(3): p489–498, Table.1）

まとめると,

- ・プラセボ群　　　　　　　　　−4.9
- ・デュタステリド 0.02 mg 群　　＋17.1
- ・デュタステリド 0.1 mg 群　　＋63.0
- ・デュタステリド 0.5 mg 群　　＋89.6
- ・フィナステリド 1 mg 群　　　＋56.5

となり, プラセボ群以外はいずれも, 0週時点に比べて毛髪数が増えていました.

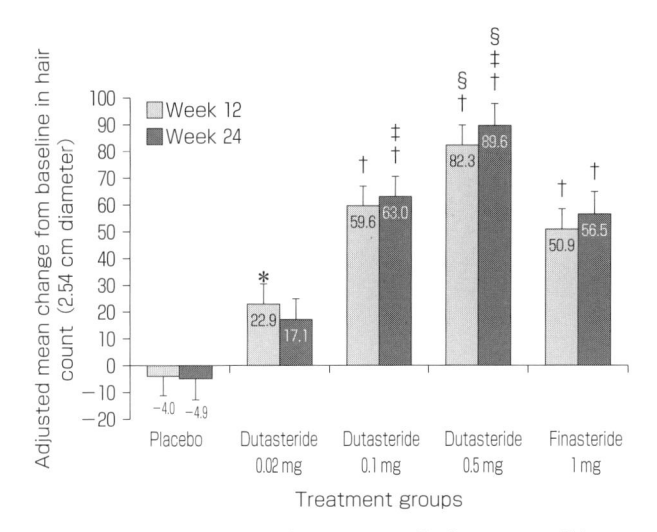

図 9-4 直径 2.54 cm 当たりの毛髪数（0 週からの差）
(Gubelin Harcha W., *et al.* (2014) *J. Am. Acad. Dermatol.*, Mar; 70(3): p489-498, Figure.2)

さらに，デュタステリド 0.5 mg 群は，フィナステリド 1 mg 群より，統計学的に有意に多く毛髪数が増えました．

　ここからは，この結果をどう表すかについて考えます．増加した毛髪数は，デュタステリド 0.5 mg 群が 89.6 本，フィナステリド 1 mg 群が 56.5 本だったのですから，

89.6 − 56.5 = 33.1

　文章にすると，「デュタステリド 0.5 mg 群における 0 週からの毛髪数の増加は，フィナステリド 1 mg 群に比べて，直径 2.54 cm あたり 33.1 本多かった」ということができます．両群の「差（引き算）」を用いる表し方で，「絶対リスク増加（absolute risk increase)」といいます．ちなみに，ここで「リスク」とは，必ずしも「避けたいもの」「怖いもの」という意味ではなく，単に「それが起こる割合」を指しています．

　また，このように表すこともできます．

89.6 ÷ 56.5 = 1.59

文章にすると，「デュタステリド 0.5 mg 群における 0 週からの毛髪数の増加は，フィナステリド 1 mg 群に比べて，1.59 倍多かった」となります．これは両群の「比（割り算）」を用いる表し方で，「相対リスク増加（absolute risk increase）」といいます．

同じ結果でも，「直径 2.54 cm あたり 33.1 本増えた」と言われるのと「1.59 倍に増えた」と言われるのとでは，聞く側の印象はずいぶん異なります．「1.59 倍に増えた」と相対的に言われると，効果がより大きく感じられるのが一般的です．そのため，薬の広告では多くの場合，相対的な言い方が用いられます．

図 9-5 は，日本人を対象に，コレステロールを下げる薬であるプラバスタチンが，心疾患や脳卒中の発症を予防するかどうかを検討したランダム化比較試験の結果です．食事療法単独群（破線）と，食事療法にスタチン（商品名：メバロチン®）を併用した群（実線）とで，冠動脈疾患の発生率を調べました．その結果，食事療法にスタチンを併用した群の方が心疾患の発生が少なく，それは統計学的にも有意でした（P = 0.01）．

実は，この図 9-5 は，メバロチン®を製造販売する企業の広告です．広告では結

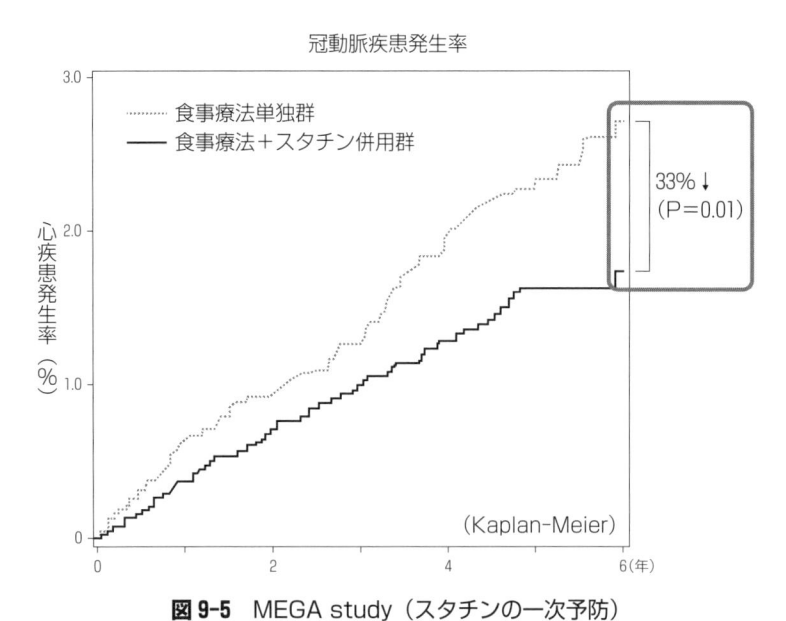

図 9-5 MEGA study（スタチンの一次予防）
（Nakamura H., *et al.* (2006) *Lancet.*, 368, p1155-63, より一部改変）

果を「心疾患が33％減少」と大々的に記載していました．しかし，図の縦軸（イベント発生率の絶対値）を見ると，心疾患を起こす人は両群ともに少なく，研究が終了した時点で，食事療法単独群では5.0，食事療法にスタチンを併用した群では3.3（ともに1,000人年当たり）にすぎませんでした．絶対値を用いて「1,000人を1年間追跡すると，食事療法だけだと5人が心疾患を起こすが，スタチンを併用すると3.3人に減る」と説明されたら，そもそも心疾患を起こしにくい日本人では，ものすごい効果というほどでもないと感じるのではないでしょうか．

　ランダム化比較試験における結果の表し方をまとめておきます．

PICOの

Ⅰ（intervention）群でアウトカムが起こる（絶対）リスク：(I)
C（comparison）群でアウトカムが起こる（絶対）リスク：(C)
とすると，

絶対リスク増加（減少）　：(I) － (C)　　　　　　　（引き算）
相対リスク　　　　　　　：(I) ÷ (C)　　　　　　　（割り算）
相対リスク増加（減少）　：｜(I) － (C)｜ ÷ (C)　（割り算）

9-7　EBMのキモはステップ4

　ここまでEBMのステップ1〜3と進み，実際に論文を読んできました．臨床試験によれば，デュタステリド（アボルブ®）ではフィナステリド（プロペシア®＝TVで宣伝していた薬）に比べて，飲み始めてから24週後の毛髪数の増え方が，直径2.54cm当たり33.1本多かったということがわかりました．

　ここからEBMのステップ4です．ステップ4は，再びKさんに戻ります．この結果を，Kさんにどう説明すればよいでしょうか．そして，Kさんは，前立腺肥大症の治療だけでなく，薄毛のためにも，アボルブ®を飲みたいと思うでしょうか．Kさんの立場で考えてみると，次のような疑問が浮かぶのではないでしょうか．

・直径2.54cmあたり30本くらい増えるといっても，見かけは変わらないのでは？
・自分の飲む薬と，臨床試験で使われた薬とでは，量が違うのではないか？
・そもそも，この臨床試験の参加者は20〜50歳なので，65歳の自分でも同じ結果になるのか？

・アボルブ®の副作用は大丈夫なのか？

・アボルブ®の薬価は高いのか？

などなど……

　このように，臨床試験の結果（エビデンス）がわかっても，それだけで疑問が解消できるとは限りません．ちなみに副作用を含む有害事象について，論文では表9-4のように記載されていました．

　ちなみに，アボルブ®カプセルの添付文書には，皮膚の副作用として「脱毛症（主に体毛脱落）」「多毛症」と書いてありました．これは気になる情報です．

　Kさんの立場でまとめましょう．Kさんは，前立腺肥大症の治療目的があるため，当面は，アボルブ®カプセルを飲むことが予想されます．薬剤師としては，ここまで調べたことを基にKさんに説明をした上で，経過を見守っていく必要があるでしょう．また，アボルブ®カプセルには肝機能障害の副作用があり，重度の肝機能障害のある患者には禁忌ですので，Kさんの肝機能についても注意する必要があるでしょう．これらがEBMのステップ5，すなわち，ステップ1～4を評価する段階です．

注）2016年に，デュタステリドを主成分とするザガーロ®カプセルが発売されました．ザガーロ®の適応症は男性における男性型脱毛症です．

【資料】

　男性型脱毛症に対するアボルブ（デュタステリド）の効果を検討したランダム化比較試験

（*J. Am. Acad. Dermatol.*, 2014; 70：p489-498）抄録

http://www.ncbi.nlm.nih.gov/pubmed/24411083

（論文タイトル）A randomized, active-and placebo-controlled study of the efficacy and safety of different doses of dutasteride versus placebo and finasteride in the treatment of male subjects with androgenetic alopecia.

（抄録）

BACKGROUND：Dihydrotestosterone is the main androgen causative of androgenetic alopecia, a psychologically and physically harmful condition warranting

表9-4 各群の有害事象

	Placebo	Dutasteride			Finasteride
		0.02 mg	0.1 mg	0.5 mg	1 mg
	N=181	N=185	N=188	N=184	N=179
	n (%) [events]	n (%) [events]	n (%) [events]	n (%) [events]	n (%) [events]
Any AE	94 (52) [185]	91 (49) [192]	95 (51) [201]	100 (54) [217]	94 (53) [189]
Any drug-related AE	27 (15) [40]	26 (14) [48]	39 (21) [52]	30 (16) [41]	35 (20) [48]
Any SAE*	2 (1) [2]	0	3 (2) [4]	1 (<1) [3]	2 (1) [4]
Death	0	0	0	0	0
Common AEs (≥ 3% in any group)					
Nasopharyngitis	16 (9)	19 (10)	15 (8)	23 (13)	14 (8)
Decreased libido	2 (1)	10 (5)	9 (5)	6 (3)	9 (5)
Headache	16 (9)	8 (4)	8 (4)	11 (6)	5 (3)
Erectile dysfunction	7 (4)	8 (4)	7 (4)	10 (5)	10 (6)
Abdominal pain	2 (1)	6 (3)	7 (4)	2 (1)	2 (1)
Upper respiratory tract infection	9 (5)	5 (3)	2 (1)	6 (3)	1 (<1)
Back pain	4 (2)	5 (3)	3 (2)	3 (2)	4 (2)
Upper abdominal pain	1 (<1)	4 (2)	1 (<1)	2 (1)	5 (3)
Influenza	5 (3)	3 (2)	4 (2)	1 (<1)	2 (1)
Diarrhea	3 (2)	2 (1)	7 (4)	2 (1)	0
Allergic rhinitis	1 (<1)	2 (1)	1 (<1)	4 (2)	6 (3)
Pharyngitis	7 (4)	1 (<1)	2 (1)	3 (2)	5 (3)

AE：adverse event, SAE：serious adverse event.
*SAEs reported postrandomization were: syncope and nephrolithiasis in the placebo group; cartilage injury, rectal cancer, increased blood pressure, and metastatic hepatic cancer in the dutasteride 0.1 mg group; parasitic infection, salmonellosis, and gastric ulcer in the dutasteride 0.5 mg group; and laryngitis, pharyngeal abscess, fractured sacrum, and lower limb fracture in the finasteride group.

(Gubelin Harcha W., *et al.* (2014) *J. Am. Acad. Dermatol.*, Mar; 70(3): p489-498, Table.5)
（表中の単語の日本語訳）
Nasopharyngitis：鼻咽頭炎，Decreased libido：性欲減退，Headache：頭痛，Erectile dysfunction：勃起不全，Abdominal pain：腹痛，Upper respiratory tract infection：上気道感染症，Back pain：背部痛，Upper abdominal pain：上腹部痛，Influenza：インフルエンザ，Diarrhea：下痢，Allergic rhinitis：アレルギー性鼻炎，Pharyngitis：咽頭炎

medical treatment.

OBJECTIVE：We sought to compare the efficacy and safety of dutasteride (type 1 and 2 5-alpha reductase inhibitor) with finasteride (type 2 5-alpha reductase inhibitor) and placebo in men with androgenetic alopecia.

METHODS : Men aged 20 to 50 years with androgenetic alopecia were randomized to receive dutasteride (0.02, 0.1, or 0.5 mg/d), finasteride (1 mg/d), or placebo for 24 weeks. The primary end point was hair count (2.54-cm diameter) at week 24. Other assessments included hair count (1.13-cm diameter) and width, photographic assessments (investigators and panel), change in stage, and health outcomes.

RESULTS : In total, 917 men were randomized. Hair count and width increased dose dependently with dutasteride. Dutasteride 0.5 mg significantly increased hair count and width in a 2.54-cm diameter and improved hair growth (frontal view; panel photographic assessment) at week 24 compared with finasteride (P = .003, P = .004, and P = .002, respectively) and placebo (all P < .001). The number and severity of adverse events were similar among treatment groups.

LIMITATIONS : The study was limited to 24 weeks.

CONCLUSIONS : Dutasteride increased hair growth and restoration in men with androgenetic alopecia and was relatively well tolerated.

10章

臨床研究

薬学生のタケルが，友人のサトシと話しています.

タケル 「課題のレポート，君はもう書いた？」

サトシ 「まだだよ.提出日まであと1週間しかないのに，何を書けばいいのかわからなくて……」

タケル 「じゃあ，いいこと教えてあげるよ.僕，レポートを書くのにちょうどいいブログを見つけたんだ」

サトシ 「どれどれ，ずいぶん詳しそうなブログだね」

タケル 「だろう？このブログに書いてあることを適当にコピペすれば，レポートなんて楽勝さ」

サトシ 「でも，ブログのコピペなんてしていいの？だいたい，誰が書いた文章かもわからないし，書いてあることが本当にそうなのかもわからないだろう」

タケル 「そりゃそうだけど，先生に見つからなきゃ大丈夫だよ.テスト期間は誰だって忙しいんだから，利用できるものは利用して，効率的にこなしていく方がいいじゃないか」

サトシ 「ブログの存在を教えてくれてありがとう.でも僕はやっぱり，レポートは自分で書くことにするよ.文章を書くのは苦手だけど，レポートのためにいろいろ調べたり考えたりするのが勉強じゃないのかな.それに最近は大学側も不正行為を発見するために，コピペを判定するソフトウェアを導入したりしているらしいよ」

タケル 「サトシ，君が正しいよ.悪いことはできないね」

10-1 臨床研究の倫理指針

臨床研究が正しく行われることは，EBM（9章）を実践するための前提条件です．

臨床研究を「正しく」行うことには2つの側面があります．1つは倫理的側面（research ethics，被験者の権利の保護），もう1つは科学的側面（research integrity，研究不正の防止）です．どちらも大切ですが，従来は主に倫理的側面，すなわち被験者保護のためのルールづくりが重視されてきました．

臨床研究の歴史は，過去に実際に行われていた非倫理的，非人道的な行為を改め，少しでも"まし"なものにする歴史でもあります．第二次世界大戦中にナチスドイツが捕虜や囚人を対象に行った人体実験への反省から，1947年にニュルンベルク綱領がつくられ，その冒頭には「被験者の自発的な同意が絶対に必要である」と書かれています．臨床研究の基本ルールであり，1964年に世界医師会が採択したヘルシンキ宣言には，「被験者の生命，健康，尊厳，全体性，自己決定権，プライバシーおよび個人情報の秘密を守ることは医学研究に関与する医師の責務である」と明記されています．

日本では，1989年に厚生省（当時）の局長通知として発令された「医薬品の臨床試験の実施に関する基準（Good Clinical Practice，旧GCPと略）」が，公的な意味での臨床試験のルールの始まりといえます．これは新薬を開発する際に行われる治験のルールです．

旧GCPでは，被験者に説明しなければならないこととして，表10-1の6項目が挙げられていました．現在の目から見れば，これらはいずれも"当然"被験者に説明すべきことです．ただ，旧GCPでは，同意は「文書または口頭」でよいとされ，口頭での説明と同意を容認していました．これは，当時の治験の実態を考慮したものと思われますが，結果として患者への曖昧な説明（「新しいお薬があるんですが，使ってみませんか？」）と，その結果としての曖昧な同意（「（いつもお世話になっている）先生にお任せします」）を許すことにもつながりました．

その後，ソリブジン事件（コラム参照）を経て旧GCPは抜本的に見直され，1997年に厚生省令として「医薬品の臨床試験の実施の基準（新GCP）」が発令され，翌1998年4月から完全実施されました．その後も改定を重ねて現在に至ります（そのため，もはや「新」GCPとは言わず，単にGCPと言うことが多い）．現

表 10-1 旧 GCP における説明事項

1. 治験の目的および方法
2. 予期される効果および危険性
3. 患者を被験者とする場合には，当該疾患に対する他の治療方法の有無およびその内容
4. 被験者が治験への参加に同意しない場合であっても不利益は受けないこと
5. 被験者が治験への参加に同意した場合でも随時これを撤回できること
6. その他被験者の人権の保護に関し必要な事項

表 10-2 新 GCP における説明事項

1. 当該治験が試験を目的とするものである旨
2. 治験の目的
3. 治験責任医師の氏名，職名および連絡先
4. 治験の方法
5. 予測される治験薬による被験者の心身の健康に対する利益（当該利益が見込まれない場合はその旨）および予測される被験者に対する不利益
6. 他の治療方法に関する事項
7. 治験に参加する期間
8. 治験の参加をいつでも取りやめることができる旨
9. 治験に参加しないことまたは参加を取りやめることにより被験者が不利益な取扱いを受けない旨
10. 被験者の秘密が保全されることを条件に，モニター，監査担当者および治験審査委員会等が原資料を閲覧できる旨
11. 被験者に係る秘密が保全される旨
12. 健康被害が発生した場合における実施医療機関の連絡先
13. 健康被害が発生した場合に必要な治療が行われる旨
14. 健康被害の補償に関する事項
15. 当該治験の適否等について調査審議を行う治験審査委員会の種類，各治験審査委員会において調査審議を行う事項，その他当該治験に係る治験審査委員会に関する事項
16. 当該治験に係る必要な事項

　行の GCP では，説明と同意はいずれも文書で行われることになり，被験者に説明すべき事項も大幅に増えました（表 10-2）.

　臨床研究は，新薬開発のための治験だけではありません. 薬が市販された後に行う研究（市販後臨床試験）や，医療専門職が自主的に行う臨床研究など，さまざまな研究が行われています. これらさまざまな臨床研究で守るべき指針として，2014年 12 月に「人を対象とする医学系研究に関する倫理指針」（表 10-3）が公布され，2015 年 4 月に施行されました. 指針の前文で「研究対象者の福利は，科学的及び社会的な成果よりも優先されなければならず，また，人間の尊厳及び人権が守

表 10-3 人を対象とする医学系研究に関する倫理指針

・2015 年 4 月 1 日施行
・従来の「疫学研究に関する倫理指針」と「臨床研究に関する倫理指針」を統合
・対象となる研究は,
　— 傷病の成因
　— 病態の理解
　— 傷病の予防
　— 医療における診断・治療
と幅広い

表 10-4 医学研究に関する指針一覧

1. 人を対象とする医学系研究に関する倫理指針
2. ヒトゲノム・遺伝子解析研究に関する倫理指針
3. 遺伝子治療等臨床研究に関する指針
4. 手術等で摘出されたヒト組織を用いた研究開発の在り方
5. 厚生労働省の所管する実施機関における動物実験等の実施に関する基本指針
6. 異種移植の実施に伴う公衆衛生上の感染症問題に関する指針
7. ヒト受精胚の作成を行う生殖補助医療研究に関する倫理指針
8. 疫学研究に関する倫理指針
9. 臨床研究に関する倫理指針
10. ヒト幹細胞を用いる臨床研究に関する指針

（厚生労働省）

られなければならない」と, ヘルシンキ宣言に沿う形で被験者（＝研究対象者）保護を明記しています.

　この指針の対象となる「人を対象とする医学系研究」とは,「人（試料・情報を含む）を対象として, 傷病の成因（健康に関する様々な事象の頻度及び分布並びにそれらに影響を与える要因を含む）及び病態の理解並びに傷病の予防方法並びに医療における診断方法及び治療方法の改善または有効性の検証を通じて, 国民の健康の保持増進又は患者の傷病からの回復もしくは生活の質の向上に資する知識を得ることを目的として実施される活動」を指しており, 医薬品に限らず幅広い研究が含まれます. なお, 個人情報の保護に関する法律（個人情報保護法）等の改正に伴い,「人を対象とする医学系研究に関する倫理指針」を含む一連の倫理指針はさらに見直されることになっています（表 10-4）.

column　ソリブジン事件

　旧 GCP が大規模に見直されるきっかけとなったのがソリブジン事件です．ソリブジンとは，帯状疱疹の治療薬として開発された抗ウイルス薬です．

　1993 年 9 月にソリブジン（商品名ユースビル®）が発売された直後から，ある種の抗がん剤（フルオロウラシル系抗がん剤）を併用した患者で副作用による死亡が報告されました．厚生省（当時）は「緊急安全性情報（ドクターレター）」を出して併用しないよう呼びかけましたが，発売直後の 1 か月間に 15 人が亡くなるという大きな健康被害が起きました．ソリブジンは 11 月に自主回収され，その後，企業が自主的に承認を取り下げました．

　死亡を含む重い副作用が起こった理由は，ソリブジンとフルオロウラシル系抗がん剤とを併用した結果，フルオロウラシル系抗がん剤の血中濃度が高まり，副作用がより多く出てしまったためでした．実は，承認前の動物実験で，ソリブジンと化学構造がよく似た物質（ブロモビニルデオキシウリジン）とを併用すると，フルオロウラシル系抗がん剤の血中濃度が上昇するというデータが出ていました．治験の段階で，これら 2 剤を併用しないよう徹底していれば，併用による副作用が避けられた可能性があります．さらに，治験段階でも，フルオロウラシル系抗がん剤を飲んでいた乳がん患者が，帯状疱疹が出たためソリブジンを飲んだところ，白血球が急激に減少し死亡してしまいました．しかしこの患者について，治験を行った医師は，死亡の原因をソリブジンと抗がん剤との併用によるものと見抜けませんでした．

　ソリブジン事件の背景には，動物実験のデータを軽視し（あるいは見逃し）ていたこと，治験段階での死亡例の検討が不十分であったこと，またそのことを審査する側（国）も不問にして承認していたこと，さらには添付文書の記載の仕方（ユースビル®の添付文書には「フルオロウラシル系薬剤との併用を避けること」と書いてあったものの「使用上の注意」欄に小さく書かれていただけで目立たなかった）や，薬を使用する医師や薬剤師が，薬を使用する前に添付文書をよく読んでいなかったことなどがあります．また当時は，そもそもがんを告知されていない患者が多かったために，抗がん剤と知らずにフルオロウラシル系抗がん剤を飲んでいた患者もいたはずです．

　治験段階で死亡例の検討を徹底せずに薬の開発を急いだことが，結果的に，市販後により多くの健康被害を招いてしまいました．ソリブジン事件は今から 20 年以上前のことですが，その後も薬の副作用による健康被害がたびたび問題になっています．承認前の治験の段階で副作用を見逃さないことが，承認後のより大規模な健康被害を防ぐためにも極めて重要であることがソリブジン事件の教訓です．

10-2 研究の不正行為（ミスコンダクト）

　研究倫理のもう１つの側面である科学的側面については，少なくともこれまでは性善説に立ち，研究者は基本的に誠実・公正に研究を行っていると考えて任せていたといえるかもしれません．ですが実際には，さまざまな不正が繰り返されています．

　研究における代表的な不正行為（ミスコンダクト）としては，データの捏造（fabrication，存在しないデータを作成すること），データの改ざん（falsification，データの変造，偽造），データの盗用（plagiarism，他人のアイデアやデータを適切な引用なしに用いること）があります．これらは頭文字を取って「FFP」といいます．この他にも，画像の改ざん，不適切な著者の選択（ギフト・オーサーシップ，ゴーストライターなど），不適切な分析，さらに出版における不正（都合のよいところだけを出版する，重複して出版するなど），研究費の不正受給などさまざまです（表10-5，表10-6）．

　基礎医学分野のデータ捏造の事例として社会的にも大きな注目を集めたのが，STAP細胞をめぐる論文捏造です（表10-7）．研究グループは2014年1月にNature誌に論文を発表しましたが，その後，データに疑義が生じ，7月に論文が撤回されました．科学研究の結果に関して記者会見が開かれたり，その模様がテレビで生中継されたりするなど，前代未聞のことでした．検証実験の結果，当初，STAP細

表10-5　研究の不正行為（ミスコンダクト）

・データの捏造（fabrication）：研究を提案，実施，報告する際にデータや実験あるいはその他の重要な情報をでっちあげること
・データの改ざん（falsification）：データや実験あるいはその他の重要な情報，例えば研究者の資格や業績などを変えたり，偽ったりすること
・データの盗用（plagiarism）：他人の仕事あるいはアイデアを自分のものであると主張すること
・画像の改ざん
・不適切な著者の選択
・不適切な分析
・不適切な出版
・研究費の不正受給

（Whitebeck C. (1998) *Ethical Issues in Engineering and Science* を改変）

表10-6　医学分野における不正行為の例

・MMR ワクチンと自閉症との関連性を捏造（英国）
・ES 細胞作成を捏造（韓国）
・ランダム化比較試験を捏造（東邦大学）
・実験画像を捏造・改ざん（東京大学）
・STAP 細胞作成を捏造（理化学研究所）

（黒木登志夫（2016）研究不正：科学者の捏造，改竄，盗用　中公新書を参照）

表10-7　STAP 細胞事件

2014 年	1 月	Nature 誌に STAP 細胞論文を発表 直後からネット等で不正疑惑が指摘
	4 月 1 日	理化学研究所が調査報告発表 画像に「捏造」があったと認定
	4 月 9 日	小保方晴子氏会見 「STAP 現象は何度も確認された事実」と反論
	4 月 16 日	笹井芳樹氏会見 「STAP 現象は有望で合理的な仮説」と発言
	7 月	Nature 誌が論文を撤回
	8 月	笹井芳樹氏が自殺
	12 月	理化学研究所が検証結果の調査報告書を公表
	12 月	小保方晴子氏が理化学研究所を退職
2015 年	3 月	理化学研究所の野依理事長が退任
	9 月	Nature 誌に検証論文発表 STAP 細胞の作製を試みたができなかった STAP 細胞は ES 細胞が混入したもの
2016 年	1 月	小保方晴子氏が手記『あの日』（講談社）出版

胞と思われていたものは存在せず，ES 細胞が混入していたと説明されましたが，いまだに不明な点も残されています．STAP 細胞研究の中心であった研究員の小保方晴子氏は 2016 年に手記を発表して反論しました．

　最近では，東大の医学系の研究室が報告した複数の論文に，捏造や改ざんといった不正があるとの匿名の告発があり，大学側が調査を開始したことが報道されています．このように，疑わしいものも含めて不正が繰り返されるのは，単に研究者のモラルが低いというだけでなく，不正を起こしやすい社会構造が関係していると考

えられます.

10-3 ディオバン®事件

基礎医学だけでなく,臨床医学でも研究不正が起こっています.ここでは,高血圧の薬(バルサルタン,商品名ディオバン®)をめぐる研究不正を紹介します.ちなみにディオバン®とは,降圧薬の中でもアンジオテンシンⅡ受容体拮抗薬(ARB)に分類される薬で,日本では 2000 年 11 月に販売が開始されました(2014年からは後発医薬品も販売されています).

2014 年 6 月に,ディオバン®の市販後臨床研究に関連して,製造販売元であるノバルティスファーマ社の元社員が薬事法違反の疑いで逮捕,起訴されました.臨床研究の不正行為に関して,関係者が逮捕されるのは極めて異例でした.なお,2015 年 12 月に東京地裁で開かれた初公判で被告の元社員は起訴内容を否認しました(2016 年 10 月時点で公判継続中).

この問題が発覚したきっかけは,2012年 12 月に,日本循環器学会が発行するCirculation Journal 誌(英文)に掲載された,ディオバン®の臨床研究であるKYOTO HEART Study に関する 2 本の論文が撤回されたことでした.その後,2013 年 2 月には,循環器領域で世界的に有名な European Heart Journal 誌に2009 年に発表された KYOTO HEARTStudy の本論文も撤回に至りました(図10-1).日本で実施された大規模臨床試験の論文が撤回されたのは初めてで,診療ガイドラインにも引用されていたの

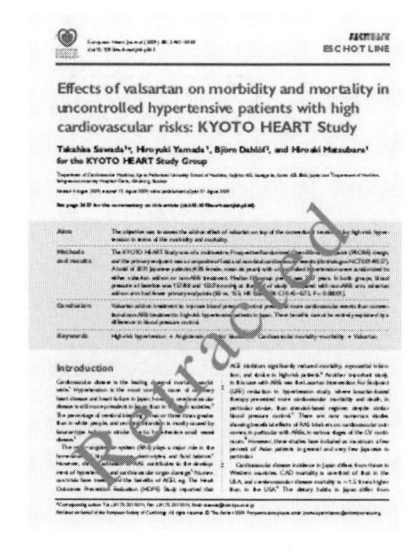

(retracted:撤回)

P:血圧コントロール不良の高血圧患者に
Ⅰ:ディオバン®を投与したら
C:ARB 以外の降圧薬を投与するのに比べて
O:心血管イベント(脳卒中,急性心筋梗塞,狭心症などの合計)が減るか

図10-1 KYOTO HEART Study:ディオバン®を用いたランダム化比較試験(RCT)

で，その影響は非常に大きなものでした．

　実際，KYOTO HEART Study の結果は，驚くべきものでした．ディオバン® を服用した群は，ARB 以外の降圧薬を服用した群に比べて，心血管イベント（脳卒中や急性心筋梗塞などの合計）がほぼ半減していたからです（図 10-2）．臨床的に大きなインパクトのある研究結果であり，企業側はこの結果を大々的に医師にアピールしていました．しかし，第三者の調査により，ディオバン® 群では実際（カルテ）より心血管イベントを少なく，対照群では実際より多くすることで，ディオバン® の効果をよく見せていたことが判明しました．カルテの記載を基に解析をやり直したところ，ディオバン® 群と対照群との間に有意な差は見られなくなりました（図 10-3）．

　次に問題になったのが，別のグループが行った Jikei Heart Study でした．論文のデータとカルテのデータを照合したところ，統計解析段階で，血圧値の一部に人為的なデータ操作があったことが判明し，この論文も撤回に至りました．実は，これらの試験に関しては，ディオバン® 群と対照群で，被験者の血圧値（の平均値）がほぼ同じになるのはおかしいのではないかと，研究とは関係ない別の医師が懸念を表明していました（表 10-8）．ディオバン® は高血圧の薬なので，血圧が下がる

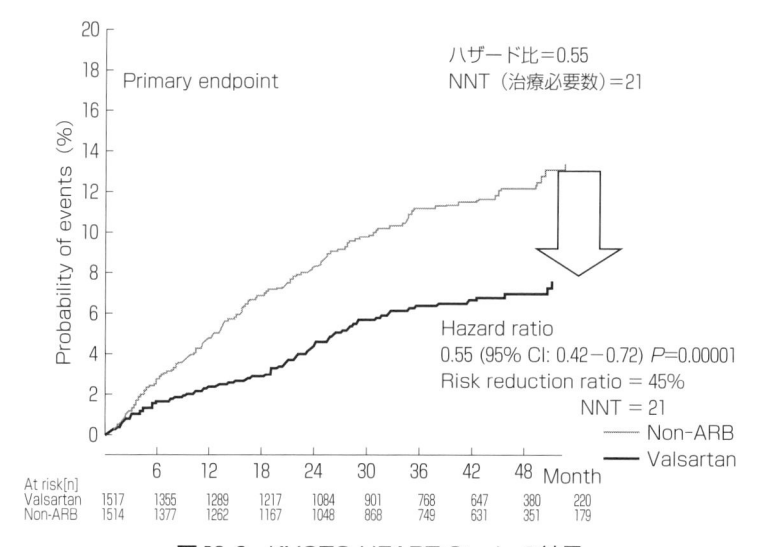

図 10-2　KYOTO HEART Study の結果
(Sawada T, *et al* (2009) *Eur Heart J.*, 30, p2461-2469)

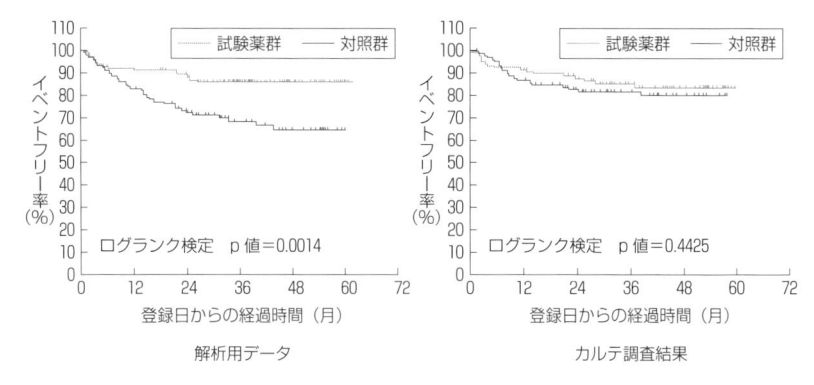

図 10-3 改ざんの結果，統計学的に有意に

表 10-8 Jikei Heart Study に関する「懸念」

	Valsartan group		Control group*	
	Baseline	Achieved	Baseline	Achieved
Jikei Heart Study				
Mean (SD) SBP	139.2 (11)	132.0 (14)	138.8 (11)	132.0 (14)
Mean (SD) DBP	81.4 (11)	76.7 (8)	81.4 (11)	76.6 (9)
Kyoto Heart Study				
Mean (SD) SBP	157 (14)	133 (14)	157 (14)	133 (14)
Mean (SD) DBP	88 (11)	76 (11)	88 (11)	76 (10)
Valsartan Amlodipine Randomized Trial				
Mean (SD) SBP	158 (19)	135 (13)	158 (18)	135 (14)
Mean (SD) DBP	93 (13)	80 (10)	94 (13)	80 (10)

(Yui Y. (2012) Concerns about the Jikei Heart Study., *Lancet.*, 379, e48)

ことは証明済みです．そのため，臨床試験で検証したい仮説は，たとえ血圧の下がり方が対照群と同程度でも，ディオバン® 群で心血管イベントがより少ないということです（それで初めて他の降圧薬に対する優位性が証明できる）．そのため，血圧の下がり方が同程度であることが重要なポイントでした（もし，ディオバン® の方が血圧の下がり方が大きければ，心血管イベントが減った理由が，ディオバン® という薬の何らかの効果のためか，単に血圧が低い方が心血管イベントも少ないためかがわからない）．

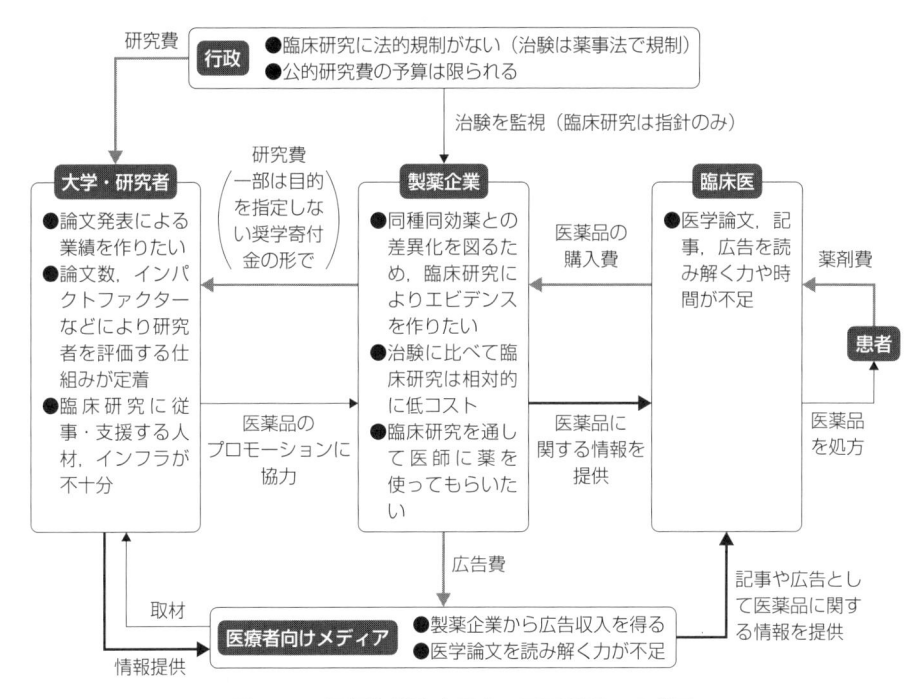

図 10-4　医師主導臨床研究で不正が起こる背景
（日経メディカル 2013 年 10 月号）

　2000 年代前半は，各社から ARB が発売され，営業面でしのぎを削っていました．ディオバン® に関しては，KYOTO HEART Study 以外にも複数の大規模臨床研究が行われており，こうした試験を実施するために，企業が多額の奨学寄付金を出していました．高血圧分野の有名教授が臨床研究を行い，ディオバン® に有利な結果（＝エビデンス）が一流医学誌に発表されれば，臨床医に与える影響は非常に大きく，売り上げにもつながります．EBM をうまく利用した企業のマーケティング戦略が，大規模臨床研究（とそのデータ操作）に結びついたといえます．実際，臨床研究を中心になって行った医師たちは，座談会やインタビューなどの形でディオバン® の広告に頻出していました．こうした広告は，医療専門職（特に医師）向けの専門誌に多数掲載され，結果的に医療現場に少なからぬ影響を与えたと考えられます（図 10-4）．

10-4 研究不正への対応

　ディオバン®の臨床研究をめぐる一連の研究不正への対応策として，厚生労働省は2013年8月に「高血圧症治療薬の臨床研究事案に関する検討委員会」を設置し，それぞれの研究者（研究者の所属する大学）や企業から調査結果の公表を求めると同時に，自らも調査を行いました．しかし，検討会は警察組織ではないので，詳しく事情聴取する権限もなく，限界があったのも確かです．2014年4月に報告書がまとめられました．報告書は，ディオバン®事件が起こった主な背景・原因と問題点について，以下のようにまとめています（以下は報告書から要旨を抜粋，改変）．

① 臨床研究の企画立案
・製薬企業は他社の同種同効薬との差別化につながる新たな科学的根拠が得られれば，販売競争を優位に進められると考えたと想定される．
・大学側の研究責任者は教授に就任したばかりで，講座関係者間の結束を高める意図で研究を実施した．このような動機は医学的研究課題の解明とは言えず，被験者保護の観点から問題があった．
② 臨床研究に対する製薬企業の関与
・医師主導の臨床研究に，製薬企業の元社員が大幅に関わっていた．
・元社員個人としてではなく会社として関与していたと判断すべき．
③ 利益相反管理上の問題点
・製薬企業から各大学（講座）への億単位の奨学寄付金は，実質的には臨床研究が目的であった．
・製薬企業から大学への資金提供，および大学側研究者への労務や専門的知識の提供について透明性が確保されていなかった．
・大学側研究者の利益相反の管理がずさんだった．製薬企業の元社員が研究に関わっていることを認識していたのに，そのことを論文に適切に記載していなかった．
④ データを操作した経緯
・大学側研究者はデータ管理・統計解析業務の十分な知識経験がなかった．
・大学側研究者は，なぜ製薬企業元社員によってデータが操作され得たのか，何ら説明していない．

⑤ 臨床研究の質の確保，被験者保護に関する問題点
・大学側研究者に臨床試験の基本的なルールに関する理解が十分であったか疑問がある．
・大学倫理審査委員会の記録が残されておらず，研究不正の歯止めになっていない．
・データ管理体制が不十分．

そして，再発防止策として，以下を提言しています．
① 信頼回復のための法制度の必要性
・現在の倫理指針では指針の遵守状況を監視する機能は設けられていない．指針に違反した場合の研究者への罰則がない．
・現状の体制は研究者の拘束力として脆弱であるが，一方で，規制を厳しくした場合の影響も十分考慮する必要がある．
・臨床研究に対する信頼回復のために早急な対応が必要．
② 臨床研究の質の確保と被験者保護
・倫理審査委員会の機能強化及び透明性確保．
・研究責任者等の責務の明確化と教育・研修の徹底．
・データ改ざん防止体制の構築のため，人材養成に努めるべき．
・臨床研究関連資料の保管義務，保管体制・ルールの明確化．
③ 研究支援に係る製薬企業の透明性確保及び管理体制並びに製薬企業のガバナンス等
・研究支援に係る製薬企業の透明性確保．
・製薬企業のガバナンス等の徹底．

　厚労省はさらに，2014 年 4 月に「臨床研究に係る制度の在り方に関する検討会」を設置し，9 回の議論を経て同年 12 月に報告書をまとめました．それによると，臨床研究を実施する際は，倫理指針の順守を求めるだけでは不十分で，一定の範囲については法的に規制することが必要であると結論づけました．そして，法規制が及ぶ範囲として，「未承認または適応外の医薬品・医療機器等を用いた臨床研究が妥当であり，また，医薬品・医療機器等の広告に用いられることが想定される臨床研究を対象とすることも求められる」としました．これは，ディオバン® の臨床研究の結果が，ディオバン® の広告に掲載されたことを念頭に置いたものと思われます．

【資料】

ニュルンベルク綱領（The Nuremberg Code）

★福岡臨床研究倫理審査委員会ネットワークのウェブサイトから和文，英文が入手可能
http://www.med.kyushu-u.ac.jp/recnet_fukuoka/houki-rinri/nuremberg.html

1. 被験者の自発的な同意が絶対に必要である．
    このことは，被験者が，同意を与える法的な能力を持つべきこと，圧力や詐欺，欺瞞，脅迫，陰謀，その他の隠された強制や威圧による干渉を少しも受けることなく，自由な選択権を行使することのできる状況に置かれるべきこと，よく理解し納得した上で意思決定を行えるように，関係する内容について十分な知識と理解力を有するべきことを意味している．後者の要件を満たすためには，被験者から肯定的な意思決定を受ける前に，実験の性質，期間，目的，実施の方法と手段，起こっても不思議ではないあらゆる不都合と危険性，実験に参加することによって生ずる可能性のある健康や人格への影響を，被験者に知らせる必要がある．
    同意の質を保証する義務と責任は，実験を発案したり，指揮したり，従事したりする各々の個人にある．それは，免れて他人任せにはできない個人的な義務であり責任である．
2. 実験は，社会の福利のために実り多い結果を生むとともに，他の方法や手段では行えないものであるべきであり，無計画あるいは無駄に行うべきではない．
3. 予想される結果によって実験の遂行が正当化されるように，実験は念入りに計画され，動物実験の結果および研究中の疾患やその他の問題に関する基本的な知識に基づいて行われるべきである．
4. 実験は，あらゆる不必要な身体的，精神的な苦痛や傷害を避けて行われるべきである．
5. 死亡や障害を引き起こすことがあらかじめ予想される場合，実験は行うべきではない．ただし，実験する医師自身も被験者となる実験の場合は，例外としてよいかも知れない．
6. 実験に含まれる危険性の度合いは，その実験により解決される問題の人道上の重大性を決して上回るべきではない．
7. 傷害や障害，あるいは死をもたらす僅かな可能性からも被験者を保護するため，周到な準備がなされ，適切な設備が整えられるべきである．
8. 実験は，科学的有資格者によってのみ行われるべきである．実験を行う者，あるいは実験に従事する者には，実験の全段階を通じて，最高度の技術と注意が求められるべきである．
9. 実験の進行中に，実験の続行が耐えられないと思われる程の身体的あるいは精神的な状態に至った場合，被験者は，実験を中止させる自由を有するべきである．
10. 実験の進行中に，責任ある立場の科学者は，彼に求められた誠実さ，優れた技能，注意深い判断力を行使する中で，実験の継続が，傷害や障害，あるいは死を被験者にもたらしそうだと考えるに足る理由が生じた場合，いつでも実験を中止する心構えでいなければならない．

【資料】
ヘルシンキ宣言：人を対象とする医学研究の倫理的原則（2013 年 WMA フォルタレザ総会改訂版）
Declaration of Helsinki: Ethical Principles for Medical Research Involving Human Subjects
★日本医師会のウェブサイトから和文，英文が入手可能
　http://www.med.or.jp/wma/helsinki.html

序文
1. 世界医師会（WMA）は，特定できる人間由来の試料およびデータの研究を含む，人間を対象とする医学研究の倫理的原則の文書としてヘルシンキ宣言を改訂してきた．本宣言は全体として解釈されることを意図したものであり，各項目は他のすべての関連項目を考慮に入れて適用されるべきである．
2. WMA の使命の一環として，本宣言は主に医師に対して表明されたものである．WMA は人間を対象とする医学研究に関与する医師以外の人々に対してもこれらの諸原則の採用を推奨する．

一般原則
3. WMA ジュネーブ宣言は，「私の患者の健康を私の第一の関心事とする」ことを医師に義務づけ，また医の国際倫理綱領は，「医師は，医療の提供に際して，患者の最善の利益のために行動すべきである」と宣言している．
4. 医学研究の対象とされる人々を含め，患者の健康，福利，権利を向上させ守ることは医師の責務である．医師の知識と良心はこの責務達成のために捧げられる．
5. 医学の進歩は人間を対象とする諸試験を要する研究に根本的に基づくものである．
6. 人間を対象とする医学研究の第一の目的は，疾病の原因，発症および影響を理解し，予防，診断ならびに治療（手法，手順，処置）を改善することである．最善と証明された治療であっても，安全性，有効性，効率性，利用可能性および質に関する研究を通じて継続的に評価されなければならない．
7. 医学研究はすべての被験者に対する配慮を推進かつ保証し，その健康と権利を擁護するための倫理基準に従わなければならない．
8. 医学研究の主な目的は新しい知識を得ることであるが，この目標は個々の被験者の権利および利益に優先することがあってはならない．
9. 被験者の生命，健康，尊厳，全体性，自己決定権，プライバシーおよび個人情報の秘密を守ることは医学研究に関与する医師の責務である．被験者の保護責任は常に医師またはその他の医療専門職にあり，被験者が同意を与えた場合でも，決してその被験者に移ることはない．
10. 医師は，適用される国際的規範および基準はもとより人間を対象とする研究に関する自国の倫理，法律，規制上の規範ならびに基準を考慮しなければならない．国内的または国際的倫理，法律，規制上の要請がこの宣言に示されている被験者の保護を減じあるいは排除してはならない．

11. 医学研究は，環境に害を及ぼす可能性を最小限にするよう実施されなければならない．

12. 人間を対象とする医学研究は，適切な倫理的および科学的な教育と訓練を受けた有資格者によってのみ行われなければならない．患者あるいは健康なボランティアを対象とする研究は，能力と十分な資格を有する医師またはその他の医療専門職の監督を必要とする．

13. 医学研究から除外されたグループには研究参加への機会が適切に提供されるべきである．

14. 臨床研究を行う医師は，研究が予防，診断または治療する価値があるとして正当化できる範囲内にあり，かつその研究への参加が被験者としての患者の健康に悪影響を及ぼさないことを確信する十分な理由がある場合に限り，その患者を研究に参加させるべきである．

15. 研究参加の結果として損害を受けた被験者に対する適切な補償と治療が保証されなければならない．

リスク，負担，利益

16. 医療および医学研究においてはほとんどの治療にリスクと負担が伴う．
人間を対象とする医学研究は，その目的の重要性が被験者のリスクおよび負担を上まわる場合に限り行うことができる．

17. 人間を対象とするすべての医学研究は，研究の対象となる個人とグループに対する予想し得るリスクおよび負担と被験者およびその研究によって影響を受けるその他の個人またはグループに対する予見可能な利益とを比較して，慎重な評価を先行させなければならない．
リスクを最小化させるための措置が講じられなければならない．リスクは研究者によって継続的に監視，評価，文書化されるべきである．

18. リスクが適切に評価されかつそのリスクを十分に管理できるとの確信を持てない限り，医師は人間を対象とする研究に関与してはならない．
潜在的な利益よりもリスクが高いと判断される場合または明確な成果の確証が得られた場合，医師は研究を継続，変更あるいは直ちに中止すべきかを判断しなければならない．

社会的弱者グループおよび個人

19. あるグループおよび個人は特に社会的な弱者であり不適切な扱いを受けたり副次的な被害を受けやすい．
すべての社会的弱者グループおよび個人は個別の状況を考慮したうえで保護を受けるべきである．

20. 研究がそのグループの健康上の必要性または優先事項に応えるものであり，かつその研究が社会的弱者でないグループを対象として実施できない場合に限り，社会的弱者グループを対象とする医学研究は正当化される．さらに，そのグループは研究から得られた知識，実践または治療からの恩恵を受けるべきである．

科学的要件と研究計画書

21. 人間を対象とする医学研究は，科学的文献の十分な知識，その他関連する情報源および適切な研究室での実験ならびに必要に応じた動物実験に基づき，一般に認知された科学的諸原則に従わなければならない．研究に使用される動物の福祉は尊重されなければならない．

22. 人間を対象とする各研究の計画と実施内容は，研究計画書に明示され正当化されていなければならない．

　　研究計画書には関連する倫理的配慮について明記され，また本宣言の原則がどのように取り入れられてきたかを示すべきである．計画書は，資金提供，スポンサー，研究組織との関わり，起こり得る利益相反，被験者に対する報奨ならびに研究参加の結果として損害を受けた被験者の治療および／または補償の条項に関する情報を含むべきである．

　　臨床試験の場合，この計画書には研究終了後条項についての必要な取り決めも記載されなければならない．

研究倫理委員会

23. 研究計画書は，検討，意見，指導および承認を得るため研究開始前に関連する研究倫理委員会に提出されなければならない．この委員会は，その機能において透明性がなければならず，研究者，スポンサーおよびその他いかなる不適切な影響も受けず適切に運営されなければならない．委員会は，適用される国際的規範および基準はもとより，研究が実施される国または複数の国の法律と規制も考慮しなければならない．しかし，そのために本宣言が示す被験者に対する保護を減じあるいは排除することを許してはならない．研究倫理委員会は，進行中の研究をモニターする権利を持たなければならない．研究者は，委員会に対してモニタリング情報とくに重篤な有害事象に関する情報を提供しなければならない．委員会の審議と承認を得ずに計画書を修正してはならない．研究終了後，研究者は研究知見と結論の要約を含む最終報告書を委員会に提出しなければならない．

プライバシーと秘密保持

24. 被験者のプライバシーおよび個人情報の秘密保持を厳守するためあらゆる予防策を講じなければならない．

インフォームド・コンセント

25. 医学研究の被験者としてインフォームド・コンセントを与える能力がある個人の参加は自発的でなければならない．家族または地域社会のリーダーに助言を求めることが適切な場合もあるが，インフォームド・コンセントを与える能力がある個人を本人の自主的な承諾なしに研究に参加させてはならない．

26. インフォームド・コンセントを与える能力がある人間を対象とする医学研究において，それぞれの被験者候補は，目的，方法，資金源，起こり得る利益相反，研究者の施設内での所属，研究から期待される利益と予測されるリスクならびに起こり得る不

快感，研究終了後条項，その他研究に関するすべての面について十分に説明されなければならない．被験者候補は，いつでも不利益を受けることなしに研究参加を拒否する権利または参加の同意を撤回する権利があることを知らされなければならない．個々の被験者候補の具体的情報の必要性のみならずその情報の伝達方法についても特別な配慮をしなければならない．

被験者候補がその情報を理解したことを確認したうえで，医師またはその他ふさわしい有資格者は被験者候補の自主的なインフォームド・コンセントをできれば書面で求めなければならない．同意が書面で表明されない場合，その書面によらない同意は立会人のもとで正式に文書化されなければならない．

医学研究のすべての被験者は，研究の全体的成果について報告を受ける権利を与えられるべきである．

27. 研究参加へのインフォームド・コンセントを求める場合，医師は，被験者候補が医師に依存した関係にあるかまたは同意を強要されているおそれがあるかについて特別な注意を払わなければならない．そのような状況下では，インフォームド・コンセントはこうした関係とは完全に独立したふさわしい有資格者によって求められなければならない．

28. インフォームド・コンセントを与える能力がない被験者候補のために，医師は，法的代理人からインフォームド・コンセントを求めなければならない．これらの人々は，被験者候補に代表されるグループの健康増進を試みるための研究，インフォームド・コンセントを与える能力がある人々では代替して行うことができない研究，そして最小限のリスクと負担のみ伴う研究以外には，被験者候補の利益になる可能性のないような研究対象に含まれてはならない．

29. インフォームド・コンセントを与える能力がないと思われる被験者候補が研究参加についての決定に賛意を表することができる場合，医師は法的代理人からの同意に加えて本人の賛意を求めなければならない．被験者候補の不賛意は，尊重されるべきである．

30. 例えば，意識不明の患者のように，肉体的，精神的にインフォームド・コンセントを与える能力がない被験者を対象とした研究は，インフォームド・コンセントを与えることを妨げる肉体的・精神的状態がその研究対象グループに固有の症状となっている場合に限って行うことができる．このような状況では，医師は法的代理人からインフォームド・コンセントを求めなければならない．そのような代理人が得られず研究延期もできない場合，この研究はインフォームド・コンセントを与えられない状態にある被験者を対象とする特別な理由が研究計画書で述べられ，研究倫理委員会で承認されていることを条件として，インフォームド・コンセントなしに開始することができる．研究に引き続き留まる同意はできるかぎり早く被験者または法的代理人から取得しなければならない．

31. 医師は，治療のどの部分が研究に関連しているかを患者に十分に説明しなければならない．患者の研究への参加拒否または研究離脱の決定が患者・医師関係に決して悪影響を及ぼしてはならない．

32. バイオバンクまたは類似の貯蔵場所に保管されている試料やデータに関する研究な

ど，個人の特定が可能な人間由来の試料またはデータを使用する医学研究のために
は，医師は収集・保存および／または再利用に対するインフォームド・コンセントを
求めなければならない．このような研究に関しては，同意を得ることが不可能か実行
できない例外的な場合があり得る．このような状況では研究倫理委員会の審議と承認
を得た後に限り研究が行われ得る．

プラセボの使用

33. 新しい治療の利益，リスク，負担および有効性は，以下の場合を除き，最善と証明さ
    れている治療と比較考量されなければならない：
    ・証明された治療が存在しない場合，プラセボの使用または無治療が認められる；あ
      るいは，
    ・説得力があり科学的に健全な方法論的理由に基づき最善と証明されたものより効果
      が劣る治療，プラセボの使用または無治療がその治療の有効性あるいは安全性を決
      定するために必要な場合，
    ・そして，最善と証明されたものより効果が劣る治療，プラセボの使用または無治療
      の患者が，最善と証明された治療を受けなかった結果として重篤または回復不能な
      損害の付加的リスクを被ることがないと予想される場合，
    この選択肢の乱用を避けるため徹底した配慮がなされなければならない．

研究終了後条項

34. 臨床試験の前に，スポンサー，研究者および主催国政府は，試験の中で有益であると
    証明された治療を未だ必要とするあらゆる研究参加者のために試験終了後のアクセス
    に関する条項を策定すべきである．また，この情報はインフォームド・コンセントの
    手続きの間に研究参加者に開示されなければならない．

研究登録と結果の刊行および普及

35. 人間を対象とするすべての研究は，最初の被験者を募集する前に一般的にアクセス可
    能なデータベースに登録されなければならない．

36. すべての研究者，著者，スポンサー，編集者および発行者は，研究結果の刊行と普及
    に倫理的責務を負っている．研究者は，人間を対象とする研究の結果を一般的に公表
    する義務を有し報告書の完全性と正確性に説明責任を負う．すべての当事者は，倫理
    的報告に関する容認されたガイドラインを遵守すべきである．否定的結果および結論
    に達しない結果も肯定的結果と同様に，刊行または他の方法で公表されなければなら
    ない．資金源，組織との関わりおよび利益相反が，刊行物の中には明示されなければ
    ならない．この宣言の原則に反する研究報告は，刊行のために受理されるべきではな
    い．

臨床における未実証の治療

37. 個々の患者の処置において証明された治療が存在しないかまたはその他の既知の治療
    が有効でなかった場合，患者または法的代理人からのインフォームド・コンセントが

あり，専門家の助言を求めたうえ，医師の判断において，その治療で生命を救う，健康を回復するまたは苦痛を緩和する望みがあるのであれば，証明されていない治療を実施することができる．この治療は，引き続き安全性と有効性を評価するために計画された研究の対象とされるべきである．すべての事例において新しい情報は記録され，適切な場合には公表されなければならない．

【資料】
研究公正に関するシンガポール宣言（Statement Statement on Research Integrity）
★英文，日本語訳は下記で全文を入手可能
　http://www.singaporestatement.org/statement.html
　http://www.singaporestatement.org/Translations/SS_Japanese.pdf

序文
研究の価値および利益は研究公正に大きく左右される．研究を組織・実施する方法には国家的相違および学問的相違が存在する，あるいは存在しうるが，同時に，実施される場所にかかわらず研究公正の基盤となる原則および職業的責任が存在する．

原則
研究のすべての側面における誠実性
研究実施における説明責任
他者との協働における専門家としての礼儀および公平性
他者の代表としての研究の適切な管理

責任
1　公正：研究者は，研究の信頼性に対する責任を負わなければならない．
2　規則の順守：研究者は，研究に関連する規則および方針を認識かつ順守しなければならない．
3　研究方法：研究者は，適切な研究方法を採用し，エビデンスの批判的解析に基づき結論を導き，研究結果および解釈を完全かつ客観的に報告しなければならない．
4　研究記録：研究者は，全ての研究の明確かつ正確な記録を，他者がその研究を検証および再現できる方法で保持しなければならない．
5　研究結果：研究者は，優先権および所有権を確立する機会を得ると同時に，データおよび結果を公然かつ迅速に共有しなければならない．
6　オーサーシップ：研究者は，全ての出版物への寄稿，資金申請，報告書，研究に関するその他の表現物に対して責任を持たなければならない．著者一覧には，全ての著者および該当するオーサーシップ基準を満たす著者のみを含めなければならない．
7　出版物における謝辞：研究者は，執筆者，資金提供者，スポンサーおよびその他をはじめとして，研究に多大な貢献を示したが，オーサーシップ基準を満たさない者の氏名および役割に対し，出版物上に謝意を表明しなければならない．

8　ピアレビュー：研究者は，他者の研究をレビューする場合，公平，迅速，厳格な評価を実施し，守秘義務を順守しなければならない．

9　利害の対立：研究者は，研究の提案，出版物，パブリック・コミュニケーション，およびすべてのレビュー活動における成果の信頼性を損なう可能性のある利害の金銭的対立及びその他の対立を開示しなければならない．

10　パブリック・コミュニケーション：研究者は，研究結果の有用性および重要性について公開議論を行う場合，専門的コメントは当該研究者の認識された専門分野に限るものとし，専門的コメントと個人的な見解に基づく意見とを明確に区別しなければならない．

11　無責任な研究行為の報告：研究者は，捏造，改ざん，または盗用をはじめとした不正行為が疑われるすべての研究，及び，不注意，不適切な著者一覧，矛盾するデータの報告を怠る，または誤解を招く分析法の使用など，研究の信頼性を損なうその他の無責任な研究行為を，関係機関に報告しなければならない．

12　無責任な研究行為への対応：研究施設，出版誌，専門組織および研究に関与する機関は，不正行為およびその他の無責任な研究行為の申し立てに応じ，善意で当該行動を報告する者を保護する手段を持たなければならない．不正行為およびその他の無責任な研究行為が確認された場合，研究記録の修正を含め，迅速に適切な措置をとらなければならない．

13　研究環境：研究施設は，教育，明確な方針，および昇進の妥当な基準を通して公正性を促す環境を構築・維持し，研究公正を支援する研究環境を助長しなければならない．

14　社会的課題：研究者および研究施設は，その研究に特有のリスクを社会的に利益と比較検討する倫理的義務があることを認識しなければならない．

研究公正に関するシンガポール宣言は，責任ある研究の実施の世界的指針として，2010年7月21〜24日にシンガポールで開催された第2回研究公正に関する世界会議（World Conference on Research Inegrity）の一環として作成された．これは規制文書ではなく，本会議に参加および／または資金提供した国および機関の公式の方針を示すものではない．研究公正に関連する公式の方針，ガイダンス，および規則については，適切な国家当局および組織に助言を求めるべきである．

参考文献
（新書を中心に，比較的買いやすい価格の本を選びました）

1章
内閣府，高齢社会白書
厚生労働省，厚生労働白書
中村好一（2012）基礎から学ぶ楽しい疫学 第3版，医学書院
吉川　洋（2016）人口と日本経済 長寿，イノベーション，経済成長，中央公論新社

2章
アーサー・クラインマン著，江口重幸，上野豪志，五木田紳訳（1996）
病いの語り 慢性の病いをめぐる臨床人類学，誠信書房
星野史雄（2012）闘病記専門書店の店主が，がんになって考えたこと，産経新聞出版
H.ギルバート・ウェルチ，スティーヴン・ウォロシン，リサ・M.シュワルツ著，北澤京子訳（2014）
過剰診断：健康診断があなたを病気にする，筑摩書房

3章
中川輝彦，黒田浩一郎編著（2010）よくわかる医療社会学，ミネルヴァ書房

4章
日経ドラッグインフォメーション 東日本大震災取材班（2011）
ドキュメント東日本大震災 そのとき薬剤師は医療チームの要になった，日経BP社

5章
島崎謙治（2015）医療政策を問い直す—国民皆保険の将来，ちくま新書
池上直己（2014）医療・介護問題を読み解く，日本経済新聞出版社
鈴木　亘（2014）社会保障亡国論，講談社
真野俊樹（2012）入門 医療政策 誰が決めるか，何を目指すのか，中央公論新社
室井一辰（2014）絶対に受けたくない無駄な医療，日経BP社

6章
出河雅彦（2013）混合診療「市場原理」が医療を破壊する，医薬経済社
清郷伸人（2006）混合診療を解禁せよ 違憲の医療制度，ごま書房

7章
高橋久仁子（2016）「健康食品」ウソ・ホント「効能・効果」の科学的根拠を検証する，講談社

8章
戸ヶ里泰典，中山和弘（2013）市民のための健康情報学入門，放送大学教育振興会
中山健夫（2014）健康・医療の情報を読み解く 健康情報学への招待 第2版，丸善出版
福田洋，江口泰正編，中山和弘著（2016）ヘルスリテラシー 健康教育の新しいキーワード，大修館書店

9章
北澤京子（2009）患者のための医療情報収集ガイド，筑摩書房
津田敏秀（2013）医学的根拠とは何か，岩波書店

10章
有田正規（2016）科学の困ったウラ事情，岩波書店
黒木登志夫（2016）研究不正 科学者の捏造，改竄，盗用，中央公論新社

索　引

著者プロフィール

北澤　京子（きたざわ　きょうこ）

医療ジャーナリスト，京都薬科大学客員教授
2007 年　英国ロンドン大学公衆衛生学熱帯医学大学院修士課程修了
1994〜2014 年　日経 BP 社勤務　「日経メディカル」「日経ドラッグ・インフォメーション」誌の編集に携わる
2014 年　京都薬科大学客員教授（現在に至る）
健康や医療に関する情報を正確に，かつわかりやすく伝えるにはどうすればよいか，逆に，情報を受け取る側がその内容を正確に理解し，判断に生かすにはどうすればよいかに関心があります．運動は不得手ですがスポーツ観戦（サッカー，野球，バレーボール，卓球など）は好きです．

社会・医療と薬学

定価（本体　3,400 円＋税）

2017 年 3 月 13 日　初 版 発 行©
2022 年 2 月 23 日　2 刷 発 行

著　　　者　北 澤 京 子
発 行 者　廣 川 重 男

印 刷・製 本　㈱アイワード
表紙デザイン　㈲羽鳥事務所

発 行 所　京 都 廣 川 書 店
　　　東京事務所　東京都千代田区神田小川町 2-6-12 東観小川町ビル
　　　　　　TEL 03-5283-2045　FAX 03-5283-2046
　　　京都事務所　京都市山科区御陵中内町　京都薬科大学内
　　　　　　TEL 075-595-0045　FAX 075-595-0046

URL https://www.kyoto-hirokawa.co.jp/